JN093207

シリーズ
医療安全確保の考え方と手法 **2**

Failure Mode and Effects Analysis

FMEAの基礎知識と活用事例

第4版

[演習問題付き]

公益財団法人東京都医療保健協会
練馬総合病院
情報・質管理部
医療の質向上研究所

飯田　修平　編著
金内　幸子　著

日本規格協会

編 著 者 一 覧 (敬称略)

編　著　飯田　修平　公益財団法人東京都医療保健協会 情報・質管理部 部長
　　　　　　　　　　医療の質向上研究所 研究員
　　　　　　　　　　練馬総合病院 名誉院長

共　著　金内　幸子　公益財団法人東京都医療保健協会 練馬総合病院 医療マネジメント室室長

はじめに（第4版）

第3版の“はじめに”では，“東日本大震災による原子力発電事故等の重大事故が発生しているが，原因究明，対策が後手に回っている”と指摘した．

その後，多くの安全に関する問題が発生した．極めつけは，2020年のCOVID-19蔓延と2022年のロシアのウクライナ侵攻の2大“事件”である．これらにより，今まで進行中の“変革”，“パラダイムシフト”が加速され，従来の基本的考え方を変えざるを得ない状況である．

予測し得ない状況の変化に適切に対応するには，物事の本質を見極めて，目的志向で，合理的，論理的かつ柔軟に考えて行動せざるを得ない．全体を見ずに，目先の状況に，反射的に，反応して一喜一憂すると，大きな失敗をする．

状況にかかわらず，いや，状況が変わるからこそ，質管理（QM：Quality Management）・総合的質経営（TQM：Total Quality Management）の考え方と方法が有用である．筆者が，30年以上，医療にTQMを展開している理由である．

理論も重要であるが，実践，運用が目的である．原理・原則に基づき，現場で現実に現物で実践するしかない．5ゲン主義である．

QM手法の中で，事故の原因究明には，RCA（Root Cause Analysis：根本原因分析），未然防止にFMEA（Failure Mode and Effects Analysis：故障モード影響解析）が最適の道具であり，筆者等は，TQMの一環として，質向上，事故防止，安全確保の努力を継続し，医療界に展開している．医療安全に関する質管理の考え方と手法を体系的にまとめた書がなかったので，本書を出版し，研修会等で活用してきた．受講者の理解度に合わせて，資料，解説，研修方法を改訂し，その成果を反映して，本書も継続的に改訂している．

医療界の最重要課題である安全確保と医療事故対策に，質管理の考え方と手法を適応し，実践することが，医療へのTQM導入の最短距離である．その教材として，『医療安全確保の考え方と手法』シリーズを出版してきた．①『RCAの基礎知識と活用事例』，②『FMEAの基礎知識と活用事例』（本書），③『業務工程（フロー）図作成の基礎知識と活用事例』，④『特性要因図作成の基礎知識と活用事例』である．本書も継続的に改訂している．また，『医療のTQM七つ道具』（日本規格協会），『医療のTQMハンドブック　運用・推進編　質重視の病院経営の実践』（日本規格協会）を出版している．

本シリーズでは，医療従事者に理解困難な質管理の考え方と手法を，理解しやすく，受け入れやすいように，最初から，用語，手法の考え方，適用方法を医療に適合させる独自の工夫をし，医療における活用事例を基に解説している．

本書『FMEAの基礎知識と活用事例［第3版］』出版後，9年以上経過した．この間，FMEAの考え方と手法に関して大きな変化を加えて，研修会を実施してきた．受講者の理解を促進するために，教材と講習内容を変えたため，テキストと乖離が生じた．第4版改訂はこれに対応するためである．また，これを契機に，新たな考え方と手法を導入した．継続的改善である．

大きな変更は次の3点である．

1. FMによる影響の発生確率の導入

FMEA 導入当初からの懸案であった，FM による影響の発生確率を，研修会に導入し，数年経過したので，本書に反映した.

2. 医療における不具合様式表改訂版

医療における不具合様式表を提案し，受講生等に各分野，各業務における不具合様式表の提案を求めていたが，残念ながら提案はなかった．そこで，汎用の医療における不具合様式表改訂版を作成した．まだ，改良の余地があろう．再度，改善提案を求めたい.

3. 付録を削除し，第Ⅲ編　FMEA の再構築とした.

練馬総合病院職員及び病院界，質管理界，産業界の多大なご支援，ご協力を得て，活動を継続している．感謝申し上げる．今後も，叱咤激励をお願いしたい.

本書が，読者が FMEA を理解し，実践する際の参考になれば幸いである.

日本規格協会編集制作チームの皆さんには，引用文献および本文・図表を丁寧に確認していただき，整合を図ることができた．膨大な作業をあきらめずに，大改訂の念願が果たせたことを感謝申し上げる.

2024 年 1 月

公益財団法人東京都医療保健協会　情報・質管理部　部長
医療の質向上研究所　研究員
練馬総合病院　名誉院長

飯 田 修 平

はじめに（第3版）

　医療以外の分野においても，東日本大震災による原子力発電事故，笹子トンネル天井板落下事故，航空機のバッテリー発火事故，貨客船転覆事故，化学工場爆発事故等々が発生している．これらに共通して，弁明あるいは責任追及が先になり，原因究明がおろそかになる危惧がある．原因を究明して対策を打たない限り，事故を繰り返し，後手後手の対応，いわゆる，モグラ叩きにならざるを得ない．また，原因を究明するまでもなく，明らかな法令違反，手順不遵守，非常識な行動が見られる．これらの意図的不遵守は組織管理の問題であるが，品質管理，信頼性工学の範疇ではないので，別途検討が必要である．

　重大事故を起こした組織の責任者が"想定外だった"，"知らなかった"と公言する場面も見られる．"不具合の発生を想定していたが，極めて低い確率であり，それに対応するには，膨大な費用と時間がかかるので，費用対効果を考えると，対応しないことにした"というのが実態であろう．リスクをゼロにすることはできない．また，あらゆる事故や不具合の可能性を考え，そのすべてに対策を講じることは物理的にも，経済的にも不可能である．しかし，重大な悪い影響を及ぼす可能性のある不具合の発生を想定し，予防あるいは影響緩和の対策を準備することが必要である．

　製造業では，製品の抜き取り検査をしているが，製造という観点では後追いの対応である．事前の対策として，企画・設計の段階から，可能性のある不具合を検討し発生を防止している．また，製造の段階（工程）でも，可能性のある不具合を検討し発生を防止している．これを，品質管理では，"源流管理"，"工程で質を作り込む（工程管理）"という．このときに用いる未然防止の信頼性手法が故障モード影響解析（FMEA）である．

　"安全・安心な医療"を求める人が多い．しかし，医療は，疾病，傷害や悩み等の不具合をもち，時々刻々状態が変化する多様な患者に対する"侵襲行為"である．すなわち，医療は"安全"ではなく"危険行為"である．リスクが大きい業務である．"安全"とは，許容し得るリスクをいうのである．"安全ではない"とは，医療の現状が許容されていないという意味である．上述の"想定外"は，"許容されていると考えていたが，許容されていなかったことが想定外だった"という趣旨であろう．

　医療事故の原因分析には根本原因分析（RCA：Root Cause Analysis），未然防止，すなわち，業務フロー構築あるいは改善には故障モード影響解析（FMEA：Failure Mode and Effects Analysis）が最適の道具である．

　練馬総合病院では，1991年から医療の質向上活動（Medical Quality Improvement：MQI），すなわちTQMを導入し，医療の質向上，事故防止，安全確保の努力を継続し，品質管理界，信頼性工学界のご協力を得て医療界に展開している．

　練馬総合病院でのFMEAの実践と，4年間の医療安全管理者養成講習会の経験を参考に，2007年に本書初版を出版した．医療の安全確保すなわちリスク軽減を目指して，当事者意識を持って努力する人々の実務に役立てることが目的である．品質管理，信頼性工学の考え方や手法を医療の現場に適用した経過報告である．医療従事者が，品質管理・信頼性工学の考え方と方法を，医療に適合させて，実践し，また，教育研修をした経験をもとに，体系的に著した書はほかに例がない．

　初版出版後，3年経過し，医療安全管理者養成講習会は，四病院団体協議会主催から，全日本病院協会と日本医療法人協会の共催に変更したが，当初から継続して，筆者が企画・運営しており，質管理，安全管理，組織管理に視点を当てたプログラムには変わりがない．毎年，受講生の反応に応じて教材を改訂し，研修方法も改善し，医療におけるFMEAの考え方や展開法をより明確に分かりやすくし，特に，作業の粒度に関する新しい考え方と方法を解説して第2版を出版した（2010年）．

　その後，医療におけるFMEAの考え方や展開法を当院や研修会で実践し，再構築して，第3版として出版することにした．今回の改訂の趣旨は以下のとおりである．

　FMEAを導入した当初からの懸案があった．業務の粒度と時間軸の問題，そして，理論的精緻化と実践との関係である．講習会では受講生が混乱するといけないので，なるべく触れないようにしていた．しかし，この問題に関する受講生の質問が時々あり，個別に回答していた．FMEAの本質的な事項を考える人が出てきたことは，本書や研修の成果かもしれない．そこで，これらの内容を分かりやすく詳細に記述するという課題は残るが，概要の解説を加えた．また，本文を大幅に改訂し，事例を修正あるいは追加した．紙幅の都合で，第2版の付録の“安全に関する練馬総合病院諸規定”を削除し，初版にあった“練馬総合病院におけるFMEA評価基準例”を復活した．

　本書を参考に，自院で実践し，安全確保，すなわちリスクの軽減を図っていただければ幸いである．第3版出版においても，医療界，品質管理界の多くの方のご協力をいただいた．特に，柳川達生，金内幸子の共著者の継続的改善の努力に感謝したい．巻末に研修会協力者の一覧を記して謝辞に代えたい．

　2014年5月

公益財団法人東京都医療保健協会 理事長 練馬総合病院 院長

医療の質向上研究所 所長

飯 田 修 平

は じ め に（第 2 版）

"安全・安心・信頼できる社会にしよう"という掛け声が，標語のように唱えられている．しかし，標語を唱えた人がその実現のために努力することは少ない．また，実現のための努力が簡単ではないことを理解している人も少ない．たとえ理解しているとしても，自分のことではなく，他人のこととして考えている人が多い．

カイゼン，カンバン，リーン，TQM（Total Quality Management：総合的質経営）の世界中のお手本，すなわちベストプラクティスとされた，自動車会社がリコール問題で信用を失墜した．まさに，質問題が組織の存亡を左右することを示す事例である．組織のトップだけではなく，全職員が質確保の重大性を理解し，業務を遂行しなければならない．なぜならば，分業，専門分化した社会では，多組織，多部署，多職種が緊密に連携して業務を行っているからである．さらに，サービス業，特に医療においては，やり直しがきかないという特性がある．戦略的失敗だけではなく，たった一人のたまたま起こした失敗が，重大な結果を引き起こすことがある．

本書は，医療の安全確保，すなわちリスク軽減を目指して，当事者意識をもって，努力する人々の実務に役立てることが目的である．練馬総合病院での FMEA（Failure Mode and Effects Analysis：故障モード影響解析）の実践と，4 年間の医療安全管理者養成講習会の経験を参考に，2007 年に本書の初版を発行した．"医療は安全ではない"，"医療は元来，不安全行為である"，"リスクを軽減するには，組織的に全職員が継続的質向上の努力をしなければならない"という認識を基盤としている．質管理，信頼性工学の考え方や手法を医療の現場に適用した経過報告である．医療従事者が，質管理の考え方と方法を医療に適応させて実践し，また，教育研修をした経験をもとに，体系的に著した書はほかに例がない．

初版発行後，3 年が経過し，医療安全管理者養成講習会は，四病院団体協議会主催から全日本病院協会と日本医療法人協会との共催に変更している．しかし，当初から引き続いて，筆者が企画・運営しており，質管理，安全管理，組織管理に視点を置いたプログラムには変わりがない．毎年，受講生の反応に応じて，試行錯誤しながら教材を改訂し，研修方法も改善している．

医療における FMEA の考え方や展開方法をより明確に分かりやすくしたので，第 2 版を出版することにした．

FMEA の実践で最も重要な作業は，不具合様式（FM：Failure Mode）の抽出である．その前提として，当該業務の緻密な分析が必要である．業務工程表，業務フロー図が作成できれば，業務における問題点が浮かびあがる．業務を熟知する者が分析チームに参加していなければならない．業務の具体的な作業と目的を理解していれば，不具合様式を抽出することは比較的容易である．第 2 版で大きく変わったところは，作業の粒度に関する新しい考え方と方法を詳細に解説したことである．

研修会受講生や医療関係者から，FMEA は難しく，煩雑で，日常業務の中では実施できないという声を聞く．研修会における FMEA 演習は，多施設の多職種が一時的に集まり，また，自院の業務を対象としていないので，分析が抽象的になり，役割分担も不明確になりがちである．したがって，研修会で行う FMEA 演習がうまくいかないことで悩む必要はない．自

院においては，直接関係する職員が，熟知した具体的な業務を分析するからである．

　本書を参考に，自院で実践し，安全確保，すなわちリスクの軽減を図っていただければ幸いである．

　第2版出版においても，初版と同様に医療界，質管理界の多くの方々のご協力をいただいた．特に，柳川達生，金内幸子の共著者の継続的改善の努力に感謝したい．巻末に研修会協力者の一覧を記して謝辞に代えたい．編集者の末安いづみさんには，叱咤激励をいただき，『[新版] 医療安全管理テキスト』と並行して本書を世に問うことができた．感謝申しあげる．

　2010年4月

財団法人東京都医療保健協会 練馬総合病院 院長

飯 田 修 平

は じ め に（第 1 版）

　社会のあらゆる分野で発生する，事故や不具合が大きな問題となっている．その中でも，安全は最大の関心事である．すなわち，安全を確保することは，きれい事ではなく，組織が継続して存続する必要条件である．特に，医療の安全確保に関する社会の期待や要求は大きく，医療提供側に課せられた基本的な責務である．

　安全確保は事故防止対策としてではなく，継続的な質向上の努力の結果として達成される．しかし，医療の質向上が，建て前ではなく本音で語られるようになったのは，つい最近のことである．他方では，厳しい医療情勢の中では，背に腹はかえられない，きれい事では済まないという声も多い．厳しい状況だからこそ，質向上と経営の安定の両立が求められている．むしろ，質向上なくして経営の安定はないといっても過言ではない．

　医療の安全確保に関する社会の要求水準は急速に高まりつつある．その証左として，2006年の医療法改正において，第 6 条の 10 に，"病院，診療所又は助産所の管理者は，厚生労働省令で定めるところにより，医療の安全を確保するための指針の策定，従業者に対する研修の実施その他の当該病院，診療所又は助産所における医療の安全を確保するための措置を講じなければならない"と規定されたことの意味は大きい．安全確保は医療機関の義務であるということである．

　安全確保の対応として，委員会設置，規定策定，インシデント・アクシデント報告収集などにとどまる病院が大部分であった．果たして，このような対応で，社会の要求に応えることができるのであろうか．

　医療において"安全"はあり得るのだろうか．多くの辞書では，安全とは"危険でないこと"，"無事，平穏，全く危険がないこと"とある．辞書の定義どおりの安全は，医療にはあり得ない．医療は元来，不安全行為，危険行為なのである．医療は，疾患や心身の問題を抱えた患者を対象とし，状態の悪い，あるいは，悪化している対象（患者）に侵襲行為を加えることである．

　信頼性・品質管理の観点からは，安全とは"許容し得るリスク"をいう．すなわち，安全とは相対的なものであり，何を許容し得るとするかは，それぞれの社会，時代背景や状況によって異なるのである．世の中の常として，要求水準は限りなく高まり続ける．したがって，継続的な質向上の努力が必要なのである．安全に関しても同様である．

　社会の安全確保の要請に応えることは，医療機関および病院団体の責務である．そこで，筆者らは，四病院団体協議会（四病協）主催の医療安全管理者養成講習会を企画し，質管理，安全管理，組織管理などのプログラムを検討した．4 年間に全国から 1 000 名を超える受講者を受け入れる結果となった．これは，単なる，安全管理講習会ではなく，安全確保の研修と実務に関する標準化をも視野に入れた取組みでもある．なお，講習会の経緯や概要に関しては，『シリーズ医療安全確保の考え方と手法 1　RCA の基礎知識と活用事例［演習問題付き］』（日本規格協会，2006 年）の"はじめに"に記載したので参照されたい．

　本書は，前述の本シリーズの第 1 弾『RCA の基礎知識と活用事例』と同時に出版する予定であったが，結果として 1 年遅れた．その理由は，当院の新築移転（2006 年 12 月）や筆者らの多忙にもよるが，最大の原因は，質管理の知識や素養のない医療従事者に，FMEA

（Failure Mode and Effects Analysis：故障モード影響解析）を分かりやすく解説することの難しさである．4年間の四病協講習会におけるFMEA演習は，試行錯誤の連続であった．すなわち，説明すればするほど混乱する人や，説明が足りないと求める人，自分流にやりたいという人など様々な受講生がいた．限られた時間，限られた紙幅の中で，どこに焦点を絞ればよいかの工夫が必要であった．講師や助手の意思統一も必要であった．

　最大の難関は，医療における不具合様式（Failure Mode）とは何か，いかに導き出すかという手法の開発であった．練馬総合病院におけるMQI（Medical Quality Improvement：医療の質向上）活動や四病協講習会の4年間の経験をもとに，手法や道具の改訂と整理が行われた．

　多くの医療関係者から，FMEAの手法は難しく，ついていくのが大変である，演習の事例も含めたテキストがほしいという要望が多く寄せられた．本書はそれらの声に応えるものである．なお，四病協講習会の評価は，講習受講者のアンケート結果（付録4参照）を見る限り，概ね好評であった．

　本書を参考に，建て前や表面的ではなく，医療の現場で実践していただきたい．組織をあげて継続的な質向上，すなわち，総合的質経営の実践を通して，安全が確保され，医療者と国民・患者との信頼の創造が促進され，日本の医療が変わることを期待する．

　本書の出版には，様々な場面で，多くの方々のご協力とご支援をいただいた．まず，練馬総合病院のMQI推進委員，活動メンバー，それを支えた全職員を誇りに思い，また，感謝したい．病院協会，病院管理研究者そして質管理の仲間，行政担当者等多くの方々のご協力とご支援に感謝申しあげる．巻末に示すFMEA指導者・協力者による真摯な取組みなくして，出版はなし得なかった．特に，柳川達生，金内幸子，佐伯みかの共著者の継続的改善の努力に感謝したい．

　編集者の末安いづみさんには，『医療安全管理テキスト』，『RCAの基礎知識と活用事例』に引き続き，叱咤激励をいただき，予定より1年遅れたが，無事本書を世に問うことができた．感謝申しあげる．

　2007年6月

財団法人東京都医療保健協会 練馬総合病院 院長

飯 田 修 平

目　　次

第 II 編　各　　論　　　　　　　　　（飯田・金内）

第 III 編　FMEA の再構築　　　　　　　　　　（飯田）

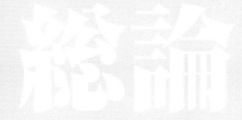

第Ⅰ編

総論

1. 医療の安全確保は信頼性手法の活用から

1.1 医療における安全確保の取組み

　医療事故や医療過誤は社会問題であり，医療不信を招く要因の一つである．2002 年 4 月，医療安全推進総合対策が発表され，医療安全の確保における課題と解決方策の中で，医療機関における安全対策として，以下の 7 項目が示された．
　① 基本的な考え方
　② 医療機関における適正な安全管理体制
　③ 安全対策のための人員の活用
　④ 標準化等の推進と継続的な改善
　⑤ 医療機関における医薬品・医療用具等の安全管理
　⑥ 作業環境・療養環境の整備
　⑦ 医療機関における信頼の確保のための取組み
　これは，2000 年の医療審議会で "医療安全対策の推進方策について（メモ）" として，提示された 7 項目とほぼ同じである．

　2008 年の第 5 次医療法改正では，国と自治体に，"医療の安全に関する情報の提供，研修の実施，意識の啓発その他の医療の安全の確保に関し必要な措置を講ずるよう努めなければならない" とし，病院，診療所または助産所の管理者に，"医療の安全を確保するための指針の策定，従業者に対する研修の実施，……医療の安全を確保するための措置を講じなければならない" と規定されている．

　安全確保に関する組織的な取組みは遅れていたが，最近は対策が急速に推進され，成果があがりつつある．例えば，筆者が実施あるいは関与した事項としては，医療事故に関する事例収集データの分析と活用方法の開発，業務フローモデルの開発と情報システムの活用による安全確保の検討，安全確保や情報システム構築に関する全国調査，安全確保に関する教育研修プログラムの開発とそれに基づいた研修，輸液ポンプに関する医療事故対策適合品マーク評価，医療安全管理者の業務指針および養成のための研修プログラム作成指針，集中治療室（ICU）における安全管理指針，医療事故調査委員会の設置の検討などがある．

　多くの病院では表面的な活動にとどまり，大きな成果は得られていない．すなわち，報告事例を収集しても，そのデータをどのように分析し，個別の事例にどのように対応してよいか分からず，有効な対策が実施されていない．その理由は，対策委員会を設置し，安全管理担当者を任命するだけの形式主義であり，系統的な教育訓練をほとんどしていないからである．あるいは，それぞれ個別の問題として対応しているからである．

　事故・災害対策としてだけではなく，教育（職員の質）の問題，安全管理さらには組織管理の質の問題として検討する必要がある．安全確保は組織管理の要であり，組織をあげて取り組む必要がある．質管理（Quality Management）の考え方や手法を医療に導入し，総合的質経営（TQM：Total Quality Management）を実践する必要がある．

　そこで，筆者が，質管理の実務者・研究者，病院経営実務者・研究者に呼びかけて，協力して検討した．

1.2　事故防止・安全確保・質向上の方策

　医療事故防止対策としている限り，すなわち，事後対応だけでは医療事故を防止することは困難である．質を向上させて医療の安全を確保するという観点が必要である．安全確保のためには，医療事故を防止する・なくす，すなわちマイナスをなくす・ゼロにする（回復する）という観点に加えて，より積極的に，プラスにする・安全を確保するという努力が基本であり，必須である（図 1.1）．すなわち，悪い結果が出てからモグラ叩きのように事後に対応するだけではなく，よい結果を導くための方策を計画・企画の段階から検討し，業務の仕組みに落とし込まなければならない．

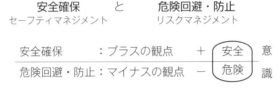

図 1.1　安全確保と危険回避・防止

　さらにいえば，安全確保のためには，安全を確保するという観点だけではなく，質向上の努力によって，結果として，安全を確保するという観点が必須である．医療不信を解消するというよりは，安心・信頼の創造につながることになる（図 1.2）．

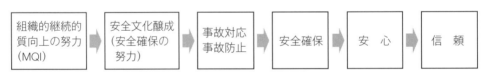

図 1.2　安全確保への道

1.3　人とシステム

　事故の原因を，人に起因するもの（ヒューマンエラー）と，システムに起因するもの（システムエラー）に分けて考えることができる．しかし，"To Err is Human（人は間違える生き物である）" というまでもなく，人だから間違えるのである．システムや機器が間違えるのではなく，人が間違った考え方に基づいて，間違ったシステムを作り，間違った認識によって，システムを間違って運用するのである．また，間違いをゼロにすることはできない．したがって，間違えにくいシステムを作ること，間違っても悪い（望ましくない）影響を出さない，あるいは，悪い（望ましくない）影響を少なくするシステムを作る必要がある．

　システムを設計し，あるいは運用する場合には，その要素間の相互の影響を考えなければならない．システムの要素としては，マシン／ハードウェア（モノ），ファームウェア（仕組み・制度），ソフトウェア，ヒューマンウェア（人）がある．

　医療においては特に，モノやシステムと人とのそれぞれの接点・インタフェースが重要になる（図1.3）．要素ごとの接点・インタフェースの離齬が不具合の原因となる（図1.3各要素の英字頭文字で表記した）．インタフェースは，単に接触することではなく，すり合わせ（調整）が必要である．特に，病院では多職種が多部署で並行して業務を行っており，連携が取りにくい組織であり，接点での行き違いが頻繁に起こり得る組織である（図1.4）．まさに，face to face，すなわち顔と顔，接触面と接触面とのすり合わせが重要となる．

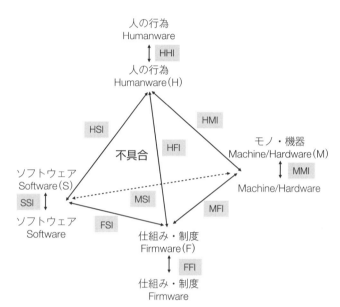

図1.3　モノ・システムと人との接点

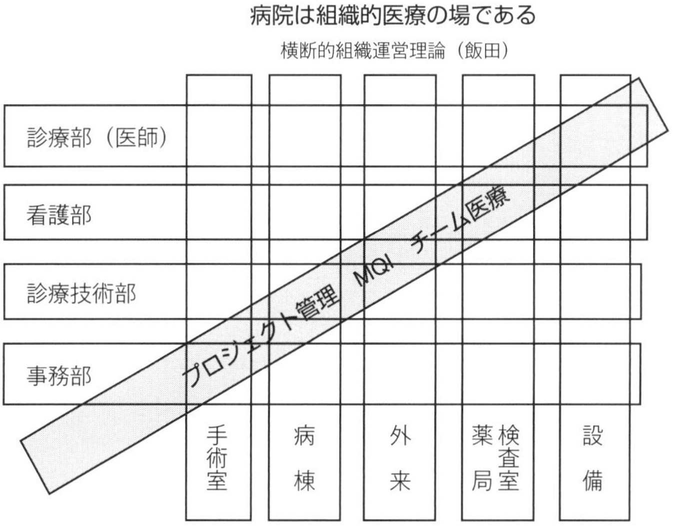

病院は組織的医療の場である

横断的組織運営理論（飯田）

図1.4　横断的組織運営

1.4　社会システムとしての医療

　航空運輸や原子力発電は極めて複雑なシステムであり，事故が発生した場合の社会への影響が大きいにもかかわらず，事故発生の予測，防止，事故発生後の影響拡大防止が困難である．医療は，航空運輸や原子力発電を上回るほどの極めて複雑な社会システムである．その複雑性は，単に医療機器，医療行為や技術が複雑であるというだけではなく，医療そのものの特性（3. 参照）に依拠する．医療は不具合（疾患や悩み）を抱えた患者を対象としており，疾患の自然経過として状態が悪化する場合がある．正しい医療行為を行っても悪化することもある．また，同じ医療行為に対する患者の反応は一律ではなく，個人差がある．医療従事者がミスを犯す場合もある．このように，不確実性が存在する．

　これに対応するためには，組織構成員の資質の向上とともに，組織管理の質向上が必須である．これに応える仕組みが，TQM である．

　複雑な社会システムである医療の特性を考慮しないで，信頼性手法（FMEA, RCA など）を医療に適用する場合が多いことを危惧する．その結果，成果が出ない，意味がない，一般産業界で確立されたこれらの信頼性手法は医療には適用できないという，医療関係者や“安全管理の専門家”と称する人々がいる事実がその例証である．

　理論・方法を知り，適用する対象（自院・自部署・当該業務）の特性を知り，状況を把握して適切に行えば適用できる．信頼性手法を医療に適用して成果をあげていること，しかも，医療における標準的手法として認知されているという事実を FMEA を用いて示すことも，本書の出版目的の一つである．

1.5　質管理および信頼性手法の導入

　事故対策や安全確保には，事故が発生する前に未然に防止することが重要であるが，事故等の望まない事態が発生した後（事後）の対応も重要である．未然防止と事後対応の両者ともに，それぞれに有用な信頼性手法がある．未然防止の代表的な手法としては，FMEA（Failure Mode and Effects Analysis：故障モード影響解析）があり，事後に要因や原因を追究する手法としては，FTA（Fault Tree Analysis：故障の木解析），RCA（Root Cause Analysis：根本原因分析）と特性要因図（Ishikawa Diagram）がある．

　前述のように，収集した事故報告書の活用方法が分からないという医療機関が多い．また，仮に信頼性手法を勉強したとしても，現場でどのように用いたらよいかが分からないという声も多い．そのような人たちは，質管理や信頼性の考え方や手法を知らないか，あるいは，それらの手法は工業界や一般企業には適用できるが，医療界は特殊であり，医療への導入は難しいと考えている．また，専門的で難しくて理解できないという発言が多い．

　しかし，対象は異なっていても，物事の本質は変わらない．特に，組織管理・質管理という観点では，医療界も工業界などの一般産業界もほとんど同じと考える．そこで，筆者は，練馬総合病院における質管理・安全管理の実践経験をもとに，医療界に質管理の考え方と手法を導入し，事故対策や安全確保を推進することを目的に，四病院団体協議会主催の医療安全管理者養成講習会を企画・運営した．4 年間の実施経験に基づいて，2007 年から各団体に実施することになり，全日本病院協会と日本医療法人協会が共催して実施している．

2. 医療安全管理者養成講習会

2.1 医療安全管理者養成講習会の企画意図

四病院団体協議会の研修を企画するにあたり，医療事故防止対策講習・リスクマネジャー養成講習ではなく，医療安全管理者養成講習・セイフティマネジャー養成講習とした．

安全管理・質管理の基本的事項や実務指導にかかわる教育・研修を行い，組織的な安全管理体制を確立する知識と技術を身につけた人材（安全管理者）を育成・養成することによって，安全文化の思想と風土を医療現場に根づかせ，医療の質向上を図ることを目的とした．

本講習会の特徴は，質管理実務者，質管理研究者，病院管理実務者，病院管理研究者が協力してプログラムを検討し，また，講師を務めることにある．質管理の考え方や手法が，医療に有益であると考えているからである．

2.2 医療安全管理者養成講習会の内容

医療安全管理者養成講習会では，質管理・安全管理の考え方，理論や実践について2日間を2回，計4日間講義し，その後に，FMEAとRCAの演習をそれぞれ1日，計2日間行っている（6日間で合計40時間）．4日間の講義は理論編であり，その目的は，質管理・安全管理の考え方の理解と，後に続く演習を理解し，実践できるようにすることである．

さらに，自らが講義と演習を受講し，グループワークの推進役，書記，時間係や発表者を経験することによって，自院での体制作りと安全推進に役立てることも目的の一つである．

2.3 講義プログラム

当初の講義プログラムの概要は，以下のとおりであった．

1. なぜ，医療の安全か―質・情報・安全	10. 情報提供・収集
2. 医療安全対策の動向	11. ミスや事故等の事例収集と分析・改善・標準化・未然防止
3. 安全とリスクに関する概念（用語）の理解	12. 教育・研修
4. 安全管理の必要性・重要性の理解	13. 物の管理
5. 医療経済・保険	14. 情報の管理・伝達
6. 医療の質向上	15. 基本統計の理解
7. 質マネジメント概論	16. 道具としてのPC
8. 病院組織概論	17. 全体のまとめ
9. 安全管理の組織作りとその運営	

2年間の講義に基づいて，『医療安全管理テキスト』（日本規格協会，2005年）（その後改訂を重ね，2023年第5版発行）として出版した．

厚生労働省が2007年3月に報告した"医療安全管理者の養成のための研修プログラム作

成指針"に基づいて，2007 年度からプログラムの内容を追加・変更した．変更した講義内容は，次のとおりである．なお，筆者は上記指針の作業部会委員として参画し，質管理の考え方と手法が有効であることと，研修プログラム内容として具体的に FMEA と RCA を明記した．

　その後，情報システムの活用，特に PC の活用は重要であるが，追加すべき講義内容が多くなり，時間的余裕がなくなったので削除した．

削除した内容：
　道具としての PC
追加した内容：
　心理学・教育学・労働衛生など
　　1）医療事故と労働衛生
　　2）医療事故の心理学的背景
　　3）危険予知活動
　　4）その他
　患者・家族の観点から見た安全確保
　　1）病院訪問調査
　　2）模擬患者の活用
　　3）患者・家族の相談・苦情の実態と対応
　　　患者・家族との意思疎通による事故防止・安全確保

　　4）その他
　病院組織概論の中に
　　1）院内組織の活性化
　　　公平性と透明性
　　　既存組織の尊重
　　2）職員および患者・家族に対する支援体制
　　3）院内暴力への対応と職員教育
　　4）警察・行政への対応
　人間信頼性工学
　　1）ヒューマンエラーの特性
　　2）エラープルーフ化の原理
　　3）エラー防止のためのチーム活動
　　4）エラー防止の組織的推進
　　5）その他

　第 2 版出版後の行政，医療界の動向を踏まえて，筆者らは，平成 23・24 年度 厚生労働科学研究費補助金 地域医療基盤開発推進研究事業 "医療事故発生後の院内調査の在り方と方法に関する研究" を実施し，『院内医療事故調査の指針』（メディカ出版，2013 年）を出版した．

　第 3 版出版後かなり時間が経過し，演習および継続研修で実施していた，分析手法（特性要因図，業務フロー図，RCA，FMEA）の講義を追加した．また，RCA，FMEA は 1 日の演習では不十分と判断し，講義に概要説明とミニ演習を追加した．

本書第 2 版出版後に追加した内容：
　医療の質向上活動推進・改善体制
　インシデント事例報告の活用方法
　院内事故調査委員会設置・運営とその課題

本書第 3 版出版後に追加した内容：
　まぁいいか防止ツール
　死亡事例の把握と分析
　特性要因図の概要
　業務フロー図の概要
　RCA の概要とミニ演習
　FMEA の概要とミニ演習

2.4　演習プログラム

　演習のプログラムの概要は，以下のとおりである．演習のプログラムの枠組みに変更はないが，毎年，講習内容とレジュメを大幅に改訂している．

```
［第1日目］                          ［第2日目］
1. 医療における RCA                  1. 分析手法の再確認
   1) 安全な医療の構築を目指して          1) FMEA・FTA・原因追究
      ―質管理手法の活用                 2) FMEA の医療における事例紹介
   2) RCA の医療における事例         2. グループ討議
   3) RCA の演習説明                    1) テーマ選定
2. グループ討議                        2) 業務フローチェック
   1) 演習説明・RCA の課題設定           3) 業務工程表作成
   2) 出来事流れ図（フローチャート）作      4) FM の発生頻度，影響度，影響の発
      成                                  生確率，検知難易度，点数化
   3) 問題の洗い出し（背後要因抽出）       5) 特性要因図・対策立案・発表とまと
   4) 原因結果の要約（因果図作成）            め
   5) 対策の立案                       6) グループ発表・質疑応答
   6) 報告のまとめ                   3. FMEA のまとめ
   7) グループ発表・質疑応答          4. 講習会全体のまとめ・報告課題
   8) RCA のまとめ
```

　3 年間の RCA 演習指導経験をもとに，『シリーズ医療安全確保の考え方と手法 1　RCA の基礎知識と活用事例［演習問題付き］』（日本規格協会，2006 年）を，4 年間の FMEA 演習指導経験をもとに『シリーズ医療安全確保の考え方と手法 2　FMEA の基礎知識と活用事例［演習問題付き］』（日本規格協会，2007 年）を出版した．さらに，3 年間の演習指導経験をもとに，受講生が理解しやすいように解説を工夫し，図表や事例も修正あるいは追加して大幅に改訂し，『シリーズ医療安全確保の考え方と手法 2 FMEA の基礎知識と活用事例［第 2 版］［演習問題付き］』（日本規格協会，2010 年）と，『シリーズ医療安全確保の考え方と手法 1 RCA の基礎知識と活用事例［第 2 版］［演習問題付き］』（日本規格協会，2011 年）を出版し，さらに，3 年間の演習指導経験をもとに改訂したのが第 3 版である．

2.5　演習で RCA と FMEA を採用した理由

　医療安全管理者養成講習会の演習で RCA と FMEA を採用した理由は，信頼性手法の事後対応と未然防止対策の中でも基本であり，一般産業界で確立した手法だからである．
　RCA は FTA よりも簡便であり，質管理の素養がない医療従事者にも理解しやすい．また，RCA の工程，すなわち出来事流れ図の作成→問題点の抽出（なぜなぜ分析）→因果図の作成→因果連鎖の検証→対策をとるべき対象の選定→対策立案→対策実施→結果の検証→標準化という流れが，診断と治療の思考回路と似ており，医療従事者に受け入れやすいからである（図 2.1）．
　『シリーズ医療安全確保の考え方と手法 1 RCA の基礎知識と活用事例［第 2 版］［演習問題付き］』（日本規格協会，2011 年）に詳述した．
　すなわち，既往歴・家族歴・現症の確認→問題点の抽出（なぜなぜ分析）→鑑別すべき疾患の選定→診断（検査）計画策定→検査実施→検査結果の評価→診断→治療計画策定→治療実施→治療結果の検証→標準化という流れである．
　FMEA 実施の意義は，部品や製品を製造するときに起こり得る不具合を洗い出し，その不具合の発生頻度と影響，不具合の原因を検討し，不具合の発生を未然に防止すること（設計FMEA）と，作業・工程において起こり得る不具合を未然に防止すること（工程 FMEA）の二つがある．

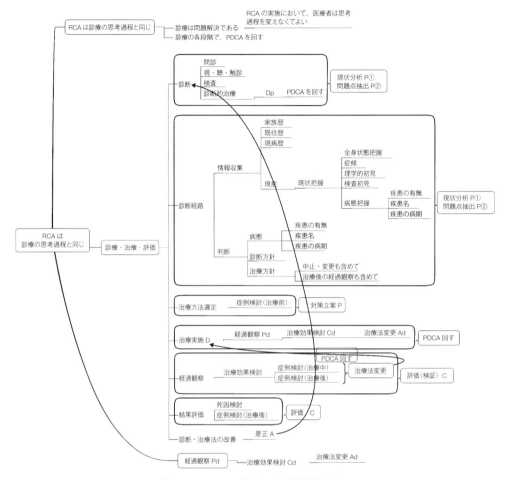

図2.1 RCAは診療の思考過程と同じ

　しかし，FMEAの意義は未然防止対策だけではない．FMEAを実施するためには，業務を洗い出して，業務フローを分析し把握することが必須である．FMEAの準備をするだけで，結果として，業務の見直し，情報共有，さらには改善につながることに大きな意義がある．

　さらには，RCAとFMEAの導入を契機として，質管理の考え方や手法を普及させるとともに，組織横断的に業務を分析し，業務改善，業務再構築を進めるよい機会である．詳細は，第Ⅱ編の各論で説明する．

2.6　我が国および米国における現状

　我が国では，練馬総合病院をはじめとして一部の病院での実施にとどまっていたが，全国の病院から参加があった本講習会が契機となり，日本医療機能評価機構，日本看護協会などもRCAあるいはFMEAの演習を行うようになり，RCAやFMEAなどの信頼性手法は医療安全における標準的な手法となっている．

　筆者が検討部会員として参画し策定した，厚生労働省の"集中治療室（ICU）における安全管理指針"，"重症患者のうち集中治療を要する患者の安全管理指針"と"医療安全管理者の業務指針および養成のための研修プログラム作成指針—医療安全管理者の質の向上のために—"

の中に，安全管理の重要な手法として，RCA と FMEA を明記した（2007 年 3 月）.

　米国の VA（Veterans Affairs：退役軍人病院）や JC（The Joint Commission）（JCAHO：Joint Commission on Accreditation of Healthcare Organizations：医療機関評価認証合同委員会から改称）で RCA と FMEA を用いて，成果をあげている.

2.7　演習の順序

　物事の順序として，未然防止対策を先に行い，それにもかかわらず不具合や事故が起きた場合に，事後対策を検討することになる．したがって，信頼性手法の演習においても，理論的な整合性からは，FMEA を先行させ，その後に，FTA あるいは RCA を演習することになる.

　四病院団体協議会主催の医療安全管理者養成講習会でも，初年（2003 年）度の第 1 回目の演習は前述の順序で行った．しかし，いざ演習を実施すると，予想を超えて，参加者は演習についてくることが困難な状態であった．参加者へのアンケート調査結果からは，多くの要因が浮かびあがった.

　作業内容は FMEA のほうが複雑で，RCA のほうが簡単である．また，前述のように RCA のほうが医療者の思考回路になじみやすい．したがって，初年度の第 2 回目の演習からは，RCA を先行し，翌日に FMEA を行うこととした．これによって，演習の導入が多少容易になった.

3.　未然防止手法

3.1　未　然　防　止

　"事故は起こらないものである"，"起こってはならない"という精神論では，事故はなくならない．人は間違える生き物である（To Err is Human）．過誤や失敗を起こしても，被害を最小限にとどめる努力が必要であり，次いで，被害が出ないようにすること（fail safe），また，過誤や失敗を起こさないように（error proof）未然に防止する必要がある.

　未然防止は，以下の五つの段階すべてを実施することによって達成できる.
　①　検討対象業務の分析（業務フロー分析）
　②　当該業務で起こり得る不具合の洗い出し（業務を阻害し，目的達成を阻害する不具合様式の抽出）
　③　不具合による業務と患者への影響検討（危険度の算出・対策を打つべき不具合様式の選定）
　④　選定された不具合様式への対策策定
　⑤　対策実施
　未然防止の要諦は，①組織の理念に基づいて，業務の目的，目標を明示して，②業務遂行能力のある職員に，③役割，責任を認識させ，④権限と必要な資源や場を提供し，⑤安全かつ効率的に実施できるような作業の仕組みを準備し，⑥結果を評価し，⑦教育することである.

　事故・災害対策としてだけではなく，教育（職員の質）の問題，組織管理の質の問題として

検討する必要がある．また，過誤や失敗の事例を分析し，その原因を追究して，一つひとつ対策を実施する必要がある．その手法が，FTA または RCA である．未然防止の方法の一つが FMEA である．

3.2 未然防止の鍵は，柔軟に対応できる職員の養成にある

　原子力発電，航空，鉄道，自動車，食品，医療等の事故や不具合では，社長や院長が報道陣の前で頭を下げている．報道は異口同音に，"あってはならないこと，起こしてはならないことを起こしてけしからん"という．組織（管理）に問題があるとしている．必ずしも事故が急増したのではなく，報道される数が増えたのである．つまり，社会的関心が高まったのである．

　これらの事故や不具合の発生は，技術と機器の高度化・複雑化・広域化・高速化によって不可能であったことが可能になり，リスクが急速に増大したにもかかわらず，制御技術の進歩が追いつかないことも大きな要因である．すなわち，高度化・複雑化・広域化・高速化は，IT 技術，医療機器等の操作性が向上し高速化したというだけではなく，従来は，状況の変化を見ながら判断できたことが，現在では極めて複雑な状態や状況の変化に迅速かつ適切に対応することが求められているのである．また，医療の例でいえば，かつては治療の適応ではなかった状態の患者の治療ができるようになったことなどがある．一方で，このように社会の要求水準が急速に高まり，それに応えて製品やサービスを提供できるが，安全確保の技術や人間の生理的制約がそれに伴わないことが問題である．

　事故や不具合を分析する場合には，①制度，②組織，③個人の 3 段階に区別して議論しなければならない．三つが単独または複合して，問題が発生する．

　制度や個人に起因する事態を組織の問題とする場合が多い．組織管理はもちろん重要であるが，個人の認識，態度，技能，注意力，問題対応力も重要な課題である．ポカヨケ（うっかりミスの防止）の仕組みも必要であるが，高度化・自動化・機械化・分業化が進めば進むほど，人間の注意力や洞察力が必要になる．なぜなら，非定型処理，例外処理は人間にしかできないからである．いつもとは何かが違う，何かがおかしいと感じる（違和感）感性が必要である．それには，常に物事を論理的に考える習慣とその経験が必要となる．

　医療は元来，①不確実性が強く，②侵襲性があり，③個別性が強く，④対象（人間）は必ず老化・死亡（持続的な機能低下）の運命にあり，⑤対象は不良（苦痛・悩み・心身の障害）を抱えている，という特性がある．常に危険・事故への対応能力が必要とされる．しかし，視野の狭い専門職の集団である病院職員は，見えども観えずで，危険を危険と認知する感性に欠ける場合が少なくない．そこで，KYT（危険予知訓練）という活動が考えられた．KYT とは，描かれた作業現場の図画から危険な状況を探し出したり，実際に作業現場で何が危険かを探索して確認する訓練である．これらの訓練を通じて，事故の未然防止を図る活動を KYK（危険予知活動）と呼ぶことがある．

　人間は先が見えない，あるいは，自分の位置を確認できないと不安や恐怖を覚える．予想外の事態に遭遇すると，狼狽し，思考停止状態（パニック）に陥る．そこで，いくつかの状況における起こり得る事態を想定して，対応策を準備しておけば，不安や疑心暗鬼は発生せず，"危機"と感じなくなる．さらにいえば，名人・達人といわれる人は，具体的に起こり得る事

態を想定する必要もなく，何が起きても柔軟に対応できる能力を備えているのである．

　ここに，情報収集の重要性がある．危険管理や危機管理を情報管理といい換えても遠くは
ない．情報化が流行となっているが，ハードウェアやアプリケーションに関心が集中し，運用
（情報の活用）あるいはシステム（組織管理）の観点での検討は少ない．情報および情報技術
を活用して，質向上を図り安全を確保することが，安心と信頼の創造につながる（図 3.1）．

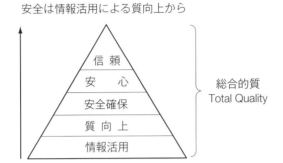

図 3.1　情報活用と安全確保

　他産業や他組織の失敗から学べというが，他人の失敗からは学べない．自分が痛い思いをし
なければ学べない．しかも，経験したことでも喉元過ぎれば熱さを忘れるのは，医療界だけで
はない．事故は時間とともに忘却され，状況は絶えず変化するにもかかわらず，変化への対
応を怠りがちである．だから，歴史は繰り返し，事故や災害がなくならない．福島原発事故で
は，大津波襲来の歴史的事実があるにもかかわらず，"想定外"という発言があった．

　練馬総合病院では，事故・災害対策としてだけではなく，教育（職員の質）の問題，組織管
理の質の問題として検討している．"場"の理論，免疫の理論が手がかりになると確信してい
る．全職員が柔軟な対応，発想の転換をしない限り，未然防止はできないだろう．

4.　FMEA とは何か

4.1　FMEA とは何か

　FMEA（Failure Mode and Effects Analysis：故障モード影響解析）は，製品，サービスや
システムの信頼性・安全性を分析・評価する手法である．不具合や事故が発生する前の設計・
企画の段階から，不具合を発生させる要因を抽出し，FM の発生頻度，FM の影響度，影響の
発生確率，検知難易度を評価・採点し，全体としての致命度，危険度を相対的に数値化し，ど
の不具合様式の発生を優先的に防止するかの順位を選定する方法である．

　その目的は，設計段階から信頼性を作り込み，製品になる前に，また，部品や製品が提供さ
れる前に故障（不具合）の発生を未然に防止することである．製品や部品，すなわち "モノ"
の設計・開発（設計 FMEA）の信頼性を分析するために開発された手法であるが，製造工程
に関しても適用（工程 FMEA）され，さらには，システムやサービスの信頼性に関しても適
用されるようになった．

　部品・製品・システムの関係を図 4.1 に示し，工程あるいは作業・業務の関係を図 4.2 に示

す．医療における工程あるいは作業・業務の関係として，抗がん剤投与の作業工程を図 4.3 に示す．なお，人間の一連の作業に対する分析は，作業 FMEA とも呼ばれるが，医療の工程の大部分は人による作業であり，ヒューマンエラーを主な対象とする．したがって，医療においては，工程 FMEA を進めれば自然と作業を分析することになるため，本書で FMEA を実践するときは，"工程 FMEA" と "作業 FMEA" とを明確に区別したり，意識する必要はない．ただし，工程・作業・動作と粒度を意識し，区別して用いる場合がある．FMEA においては，粒度の扱い方が極めて重要であり，かつ，難しい．その理由は，分析対象とする業務や工程の目的と範囲によって，適切な粒度が異なり，一概には決められないからである（9.6 参照）．

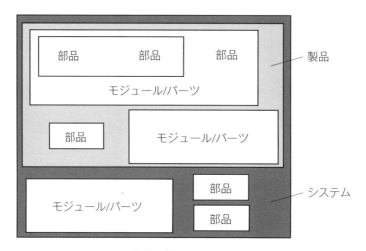

図 4.1　部品・製品・システムの関係

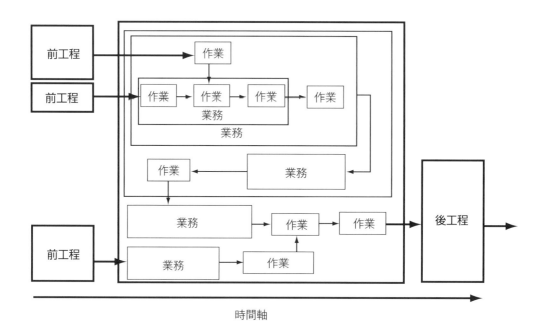

図 4.2　作業・業務の関係

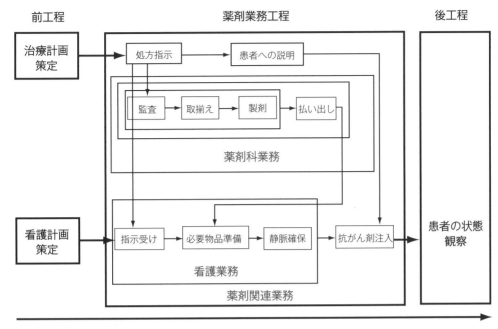

図 4.3 化学療法（抗がん剤投与）の作業工程概要

4.2 医療における FMEA

　サービスとは，行為の主体である人による作業そのものであり，対象は人である．医療においては，手段として多くのモノを扱うが，モノを作ることはほとんどない．また，医療においては，新製品開発，すなわち新規サービスや新規事業の開発はまれであり，設計 FMEA よりも，工程 FMEA を行うことになる．なお，質マネジメントシステム（QMS：Quality Management System）でいう設計を医療に適応するときには，新規サービスの設計は少ないが，他産業や他組織で開発したサービス，事業を自院に導入，適用するときには，新事業開発と同等の検討が必要である．また，診断計画，治療計画，看護計画等が設計に相当することに留意すべきである．

　医療の特徴は，多職種が多部署で並行して様々な業務を行っていることである．しかも，医療従事者も診療を受ける患者や家族も，モノも，情報も，時間的，空間的に複雑に動く．すなわち，業務フローが極めて複雑である．したがって，一般産業界，特に製造業で実施されている FMEA の方法をそのまま展開することは困難である．医療の特性に応じた FMEA の展開が必須である．医療の特性に関しては別に論じたので参考にされたい．

　練馬総合病院では，自院の状況に合わせて，様々な手法を用いている．FMEA に関しても同様であり，当院で実施している TQM の一環である MQI（Medical Quality Improvement：医療の質向上）活動に取り入れている．収集した事例報告や経験を参考にして，業務工程の潜在的不具合を事前に予測して，対策を実施している．我が国では，医療における組織的かつ体系的な FMEA 適用は当院が最初である．

　筆者らは，経済産業省の総合的質経営（TQM）に基づいた医療への施設・設備管理（Facility Management：FM）の導入コンソーシアム："病院における施設・設備管理（Facility Management：FM）の導入による経営効率の改善”では，FMEA を用いて検討した．また，厚生労働省科学研究として“電子カルテ導入における標準的な業務フローモデルに関する研究”（平成 15・16 年度），“医療情報システムを基盤とした業務フローモデルによる医療の質と安全性の評価に関する研究”（平成 17・18 年）で医療における業務フローモデルを開発し，さらに，“手術室における多職種間の連携を担保する業務プロセスの再構築によるリスク軽減と評価方法の確立と質保証に基づく安全確保に関する研究”で具体的に広範囲切除術，腹腔鏡下胆嚢摘出術，緊急帝王切開術の 3 手術に関して詳細な業務フロー図を作成し，各アクティビティに対応する FMEA を実施し，安全確保，質保証の仕組みを検討している．

4.3　FMEA の目的と意義

　FMEA の目的は，当該業務に潜む不具合（潜在的不具合）を把握して，それへの対策を講じて，不具合の発生を未然に防止することである．潜在的不具合とは，事前に認識できないからこそ潜在的な不具合なのであり，不具合が発生してから検討するのでは遅い．

　発生する前に，潜在的不具合（これをリスクという．）を漏れなく洗い出し，業務あるいはプロセスの目的に応じて，優先順位を検討して，対策を立て，その対策を実施することが必要である（図 4.4）．

　FMEA の意義は，通常の方法では予測し得ない不具合様式（FM：Failure Mode）の発生を，系統的かつ網羅的に見つけ出し，半定量的ではあるが，その FM の中から対策を講じるべき優先順位をつけることにある．

　製造業等では，統計的データがある場合には，定量的に検討できるが，医療においては，多様な患者の様態ごとの統計的データの取得が困難であり，半定量的に検討せざるを得ない．

4.4　FMEA の対象

　医療においては，改善の主な対象はモノではなく，人および人が行う作業とその仕組みである．したがって，作業と仕組みが対象となる．FMEA の対象業務は，マイナスの影響が大きい不具合を引き起こし得る業務である．アクシデントおよびインシデント事例の頻度および重要度を参考にして選定することもある．すべての業務の，すべての不具合を分析することはできないし，また，その必要はない．詳細は後述する．

4.5　FMEA の効用

　FMEA は，業務において発生するであろう問題や FM を漏れなく導き出して，未然に防止する手法である．当該業務に関して，網羅的に分析する．また，不具合を類型ごとに分析するのである．この類型をモードあるいは様式という．類型化して分析する理由は，当該業務において起こり得る不具合は無数にあり得るが，それらの不具合を類型に分けて検討することによって，複数の工程における不具合をつぶすことができる場合がある．この場合には，汎用的な FMEA となる．これを層別という．

　しかし，同じ類型であっても，工程の段階によって，全く異なった不具合が発生したり，あ

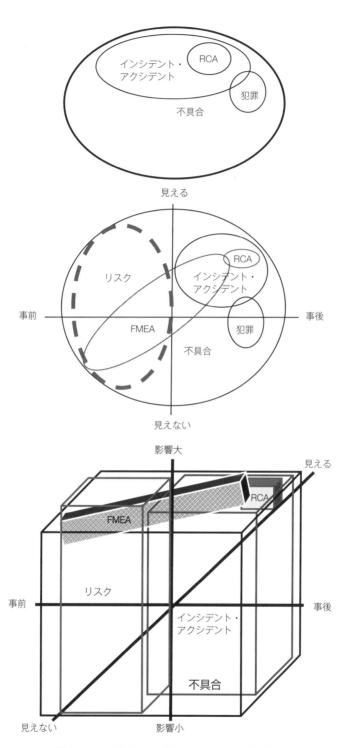

図 4.4　不具合の洗い出しと分析手法の考え方

るいは，同じ不具合でも影響が異なることが多い．したがって，一般的ではなく当該業務のそれぞれの工程，作業単位で，具体的に検討して具体的な対策を立てなければならない．具体的な微に入り細なる分析が必須である．すなわち，FMEA は，個別業務，個別プロセスの検討が基本である．

そして，対策を打つ場合には，特性要因図を用いたり，"なぜなぜ" と繰り返して根本原因を追究すること（RCA）が必要である．

4.6　FMEA の付随的効果

FMEA は問題の未然防止に役立つだけではなく，組織内の意思疎通，情報共有，教育の手段としても大きな意義がある．グループ討議をする中で，職種，部署横断的な議論をする風土が醸成される．また，業務の目的を再確認し，業務を分析・再検討することができる．業務フロー図を作成し，"見える化" を実現して，業務に潜む問題が明らかになる場合が多い．また，問題の所在が分かれば，その原因が明らかにならない場合でも，対策を立案できる．

4.7　FMEA の限界

FMEA の基本的な概念や発達の経緯からも，その限界は明らかである．しかし，FMEA の限界を理解して活用すれば，効果は大きい．

FMEA は，部品や製品の独立した FM の発生頻度，FM の影響度，影響の発生確率[1]，検知難易度から，RPN（Risk Priority Number：本書では "危険度" と訳す．）を求める手法であり，複雑なシステムや相互に影響する並列した作業に用いる場合には，多くの問題がある．したがって，複雑なシステムや並列した作業を検討する場合には，いくつかのモジュールに分けて検討する必要がある．

FMEA は，FM の独立性が前提となっているので，FM に相互作用や因果関係がある場合には，適切に分析できない．その場合には，FTA を用いた FMEA がよい（IEC 60812:2018）．

FMEA は，一般的な業務の問題解決をするのではない．前述したが，その施設のその業務において発生すると考えられる不具合を抽出し，起こり得る問題を未然に防止するのである．したがって，FMEA を行って，その業務における，その FM を引き起こす原因を解決することはできても，異なる類型の FM には対応できない．また，FM は同じでも，ほかの業務に対しては効果がないことがある．また，施設ごとに状況が異なるので，他施設の FMEA の結果をそのまま自施設に適用してはいけない．

当然のことであるが，当該業務のフローを変更した場合には，新たに FMEA を行い，検討する必要がある．また，一度検討すればそれでおしまい，ではない．状況の変化に伴い，継続的な業務改善が必要である．これを変更管理，初期流動管理という．

FMEA では，具体的かつ詳細な作業単位ごとの分析が必須なので，時間的な制約がある場合が多い．したがって，後述するように，対象とする業務や作業の選定と FMEA 実施の時期等の検討が重要である．

FMEA 単独では，信頼性，安全の確保は困難であり，他の方法と併用するとよい．

---

[1] 一般の FMEA では，影響の発生確率（本書で導入する B′）は考慮しない．

4.8 FTA・RCA との相違と併用

FTA, RCA はともに，事後対策の信頼性手法である．

FTA は，不具合や事故が発生した後に，不具合や事故から時間をさかのぼって，その要因となった，あるいは，関連する事象を引き起こした原因を抽出するトップダウンの方法である（表4.1）．一般産業界で FTA が用いられている主な理由は，故障や事故の統計的データがある場合が多く，定量的分析が可能だからである．

しかし，医療界では，多様な状態の患者に対する個別対応であり，データの蓄積が十分ではないので，定性的分析手法として，RCA を実施するところが多い．一方，FMEA は，部品から製品にボトムアップ方式で不具合を洗い出す方法である．また，RCA は事後対策の手法であり，FMEA は未然防止の手法である．

医療の安全を確保するためには，事故報告の頻度が多い，あるいは，重要度の高い業務工程を，業務フロー図の中で同定し，その工程を FMEA を用いて検討することが有用である．すなわち，RCA と FMEA を併用することが重要である．このように，信頼性を向上させるためには，一つの手法だけではなく，いくつかの手法を組み合わせて用いることが一般的で，両者の特徴を理解して活用することが重要である．

表 4.1　FMEA と FTA・RCA の異同

	FMEA	FTA・RCA
分析目的	対応すべき不具合様式の選定	発生した不具合の原因究明
分析対象	モノ・作業・業務・業務工程	事象
分析の考え方	いかに事故や不具合を起こすか	事故や不具合が起きた経過と原因は何か
分析の順序	ボトムアップ 部品から製品へ・単位業務から工程全体へ	トップダウン 頂上事象（不具合）からさかのぼって原因を分析
思考方法	演繹法	帰納法
不具合発生と分析の関係	未然防止 未来のこと	事後対応 過去のこと
不具合の特定	発生の可能性を網羅的に抽出	事実を具体的・明確に特定
業務フロー分析	必要	必要

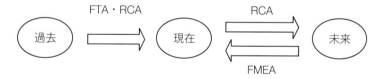

4.9 FMEA の起源と国際規格（IEC 60812）

FMEA は，米軍の手順書である MIL-P-1629（故障モードと影響及び致命度の解析の実施手順）（1949年），米国国防総省の信頼性調査研究 AGREE 報告書（1953年）で信頼性に関する仕様書として確立された．信頼性に関する統合仕様書である MIL-P-27542（航空宇宙システム，サブシステム，機器に対する信頼性計画要求事項）に FMEA が規定されている．そ

の後，MIL-STD-1629A（FMECA の実施手順）（1980 年）によって，FMEA が標準として民間企業にも普及した．

　NASA（米国航空宇宙局）は，SAE（Society of Automotive Engineers）規格の SAE-ARP-926［故障モード，影響及び致命度解析（FMECA）のための設計解析手順］（1967 年）を採用した．この規格が MIL 規格にも採用され，さらに，民間国際規格として，IEC（国際電気標準会議）規格の IEC 300（信頼性のマネジメント概要）が制定された（1969 年）．その後，IEC 60300 シリーズ（ディペンダビリティ管理）となり，IEC 60300-2 では，"ディペンダビリティプログラムタスク"に FMEA が明記されている．

　ISO 9004:2000（品質マネジメントシステム—パフォーマンス改善の指針）では，具体的に FMEA，FTA の活用を推奨した．

　FMEA に関する考え方や実施方法は様々なので，それらを統一する FMEA の国際規格として，IEC 812（システムの信頼性のための分析技法—故障モードと影響解析の手順）が 1985 年に制定され，IEC 60812［システム信頼性の解析技法—故障モード影響解析（FMEA）の手順］として 2006 年に全面改訂された．

　IEC 60812 では，FMEA の効果や限界をよく理解して，それぞれの業界や組織に適したものを選択して実施することを推奨している．しかも，"病院，臨床検査室，学校制度，その他のような製造以外の作業プロセスに適用することもできる"と明記していることは特筆すべきである．

　2006 年改訂（第 2 版）による変更点は，以下の五つである．

　　①故障モード影響および致命度概念の導入，②自動車産業で広く用いられている方法の包含，③他の故障モード解析方法の引用および関係の追加，④事例の追加，⑤様々な FMEA の長所および短所の手引の提示

　2018 年には，大幅な改訂版である第 3 版［故障モード・影響解析（FMEA 及び FMECA）］が発行された．

　第 3 版では，FMEA を適用する分野の拡大に対応して，すべての適用をカバーする標準的な文書とするだけでなく，①安全及びソフトウェアを含む様々な分野での事例，②信頼性以外に適用する場合の最適化に関する記載，③データベース化を含む各種の書式，④危険優先数の計算方法が追加され，FMEA の準備及び計画に対しても標準的な手順を提供するための改訂が行われている．

5. 故障モード

5.1　故障とは何か

　FMEA（Failure Mode and Effects Analysis）の Failure は故障，Mode はモード，すなわち Failure Mode は故障モードと訳されている．

　failure には失敗，不履行，不足，損傷，機能停止，故障，倒産，落第などの意味がある．

　故障（failure）とは，JIS Z 8115［ディペンダビリティ（信頼性）用語］では"アイテムが要求どおりに実行する能力を失うこと"と定義されている．アイテム（item）とは，信頼

性を検討する対象のすべてをいい，“個別の部品，構成品，デバイス，機能ユニット，機器，サブシステム，又はシステム”であり，“ハードウェア，ソフトウェア，人間又はそれらの組合せから構成される”．

また，欠点（flaw）とは，“故障を引き起こす可能性のあるアイテムの不完全さ”と定義されている．ディフェクト（defect）とは，“暗黙の又は規定された仕様に関わる要求事項を満たしていること”である．

フォールト（fault）とは“アイテム内部の状態に起因して，（アイテムが）要求どおりに実行できない状態”として定義している．注記で，“故障（failure）と明確な区別をせずに使われることがある”としている．

医療においては，接点（インタフェース）が重要であることを図 1.3 で強調した．インタフェースは単に，接触することではなく，すり合わせである．まさに，face to face が重要となる．

故障の原因と観測される故障形態を表すときには，それぞれ“failure cause”（故障原因）と“fault mode”（故障モード）の用語が用いられる．

第 II 編で詳述するが，医療においては，主として工程 FMEA を行うので，人および人の活動を対象とする．アイテムとして人あるいは人を含めたシステムを想定しているので，failure の訳を“故障”とするのは適切とはいえない．また“不全”は機能停止・機能障害を一般的に意味するが，医療では心不全（heart failure），肝不全（hepatic failure），腎不全（renal failure）のように臓器の機能障害を意味し，誤解を招くので適切な訳語とはいえない．“失敗”と訳す場合もあるが，失敗だと誰がやったのかと責任追及になりがちであり，また，必ずしも失敗や過失ばかりではない．したがって，本書では“不具合”を用いる．前述の医療安全管理者養成講習会でも“不具合”としている．

5.2　モードとは何か

mode には，方法，方式，様式，形態，流行，慣行，法，様態，並数，最頻値，音階，鉱物組成などの意味がある．FMEA では，“様式”の意味で用いる．

5.3　故障モードとは何か

故障モードとは，JIS Z 8115 では“故障が起こる様相”と定義され，注記で“故障モードは，失われた機能又は発生した状態の変化によって定義されることがある．前者の例として，‘絶縁劣化’及び‘回転不能’が，後者の例として‘短絡’及び“折損”がある．”としている．

モノでは，変形，亀裂，破損，摩耗，腐食，焼損，ゆるみ，がたなどの“欠陥”が実態として把握でき，対象とする故障モードが実態として確認できる．しかし，工程は動きや流れがあるので，VTR 等による映像で記録しない限り実態を確認できない．あるいは，確認が困難である．そこで，“機能の達成”を阻げる様態を記述する工夫が必要となる．

機能は“名詞＋動詞”の形で記述できる．モノの場合には，機能はモノの物理的動きや状態として表されるが，設計や工程，医療の場合には，人が果たすべき機能を阻害する実態が故障

モードである．モノの場合には対象物の機能を明確にすることが必要になるが，対象が人の業務の場合には業務機能，すなわち業務の目的を明確にする必要がある．

　前述のとおり，筆者らは医療においては，"故障モード"という表現は誤解を招きやすく，適切ではないので，"不具合様式"を用いることを推奨している．研修会や講義などでも"不具合様式"に統一して用いている．

5.4　解析と分析

　analysis の和訳として，一般的には，FTA と FMEA では"解析"，RCA では"分析"を用いている．しかし，本書では RCA との整合性も考慮して，analysis 単独の場合の和訳としては，FMEA 実施においても"解析"ではなく"分析"という用語をあてる．

　ただし，FMEA の訳としては，専門用語として確立しているので"故障モード影響解析"をそのまま用いる．

6.　FMEA 実施手順の概要

6.1　FMEA の手順の概要

　FMEA の手順の概要は，以下のとおりである．詳細は，第 II 編で解説する．
　　手順 1：分析対象業務（工程）の選定
　　手順 2：分析チームの編成
　　手順 3：分析対象業務（工程）の理解：業務工程の洗い出し
　　　　　　単位業務までを分析（業務フロー図，業務工程表の作成）
　　手順 4：FMEA ワークシートの準備
　　手順 5：不具合様式の抽出
　　手順 6：粒度と論理一貫性の確認
　　　　　　(1) 粒度の再確認とその対応，(2) 論理一貫性の確認，(3) 不適切な表現の回避
　　手順 7：影響の評価：後工程への影響，全体への影響
　　　　　　(1) FM の発生頻度の評価，(2) 影響度の評価，(3) 影響の発生確率の評価[2]，(4) 検知難易度の評価，(5) 危険度の評価
　　手順 8：危険度の高い順あるいは組織の目標等から対策を打つべき不具合様式を検討
　（FMEA 終了後，原因分析，対策へと進める．）

---

[2] (3) は，当初はなかった（表 6.3）が，その後の検討で加えた（表 6.4）．

6.2　FMEA の実施手順と後工程

　FMEA は不具合の未然防止が目的であるが，分析だけで終わらせては意味がない．FM を引き起こす原因を分析し，さらに対策へと続く後工程がある．

　練馬総合病院で FMEA を導入するときに，FMEA の解説書を探したところ，そのすべてで"手順 5：不具合様式の抽出"の次の工程として"原因分析"をあげていた（表 6.1，表 6.2）．

表 6.1　設計 FMEA の例

名称部品	機能	故障モード	上位システムへの影響	故障モードの重要度				故障の原因	是正処置
				発生頻度	影響度	検知難易度	重要度		

表 6.2　工程 FMEA の例

工程名	工程の機能	故障モード	故障モードの影響	故障モードの原因	故障モードの重要度				是正処置
					発生頻度	影響度	検知難易度	重要度	

　しかし，FMEA の目的は，原因究明ではなく，アイテムの所定の機能達成を妨げる不具合様式の影響度合いを分析することにある．FMEA ワークシートの途中に原因究明の工程を挿入することは，この段階で原因を検討しなければならないと誤解する可能性があり，FMEA の実施作業を途中で妨げることになる．

　また，最後の欄に是正処置が入っているが，FMEA 終了後に検討すべきである[3]．

　したがって，記載しないほうがよいと判断して，原因と対策（是正処置）の欄を削除した FMEA ワークシートを作成して利用している（表 6.3，表 6.4）（9.4 参照）．しいて原因を記載するとすれば，一連の作業の最後に記載するにとどめたほうがよい．

　FM をつぶすためには，原因の究明が必須であるが，詳細な原因の究明には，特性要因図，FTA，RCA などを用いる必要がある．安易に FMEA ワークシートに原因を記載しているが，その段階で原因が分かれば RCA は必要ないことになる．

---

[3] 第Ⅲ編 16.3 未然防止Ⅱ・FMEAⅡで，原因と対策を検討する新しい考え方を提案した．

表 6.3　FMEA ワークシート（練馬総合病院版）

< 　　　　　　　 > FMEA ワークシート　　　　　　　　　　　　作成日：　　年　　月　　日
　　　　　　　　　　　　　　　　　　　　　　　　　　　　　　　　作成者：

職種	大分類	小分類	工程No.	単位業務	業務の目的・機能	シーン(状況)	不具合様式(FM)	FMの発生頻度A	1次影響 FMによる業務への影響	2次影響 FMによる患者への初期影響	3次影響 FMによる患者へのその後の影響	影響度B 患者への影響度	検知難易度C	危険度 A×B×C

表 6.4　FMEA ワークシート（練馬総合病院　改訂版）

< 　　　　　　　 > FMEA ワークシート　　　　　　　　　　　　作成日：　　年　　月　　日
　　　　　　　　　　　　　　　　　　　　　　　　　　　　　　　　作成者：

職種	大分類	小分類	工程No.	単位業務	業務の目的・機能	シーン(状況)	不具合様式(FM)	FMの発生頻度A	1次影響 FMによる業務への影響	2次影響 FMによる患者への初期影響	3次影響 FMによる患者へのその後の影響	影響度B 患者への影響度	影響の発生確率B′ 患者への影響の発生確率	検知難易度C FMの検知難易度	危険度 A×B×B′×C

　第 II 編では，FMEA 分析および演習の解説であり，FM による影響の大きさと影響の発生確率，すなわち危険度のランク付けまでが主目的なので，分析に続いて後工程である原因分析と，対策立案，対策実施，結果の評価までがあることを指摘するにとどめる．

　実地では，後工程として原因分析，対策立案，対策実施までを一連の工程として検討する必要があることを示すために，第 II 編で必要な程度に解説するとともに，当院における薬剤業務の事例を紹介する．

7. FMEA 演習時の留意事項

7.1 FMEA 演習の勧め

　練馬総合病院における実践と，四病院団体協議会，ついで，全日本病院協会主催の医療安全管理者養成講習会を約 20 年間実施した結果，様々な問題点や留意点が明らかになった．まずは，FMEA を実務で実践する前に，演習することが望ましい．

　以下に述べる事項に留意して，本書を読み進めると効率的な学習が期待できる．また，自院で実際に FMEA を行うときに，本書を手元に置いて参考にすると，改めてこれらの留意事項に気づくことが多い．

7.2 演習の進捗が滞る理由

　研修会における演習の進捗が滞る理由，すなわち理解が十分とはいえない理由は，次のとおりである．

---

1. 全国から様々な病院の職員が参加する
   設立主体，種別，規模，立地条件，理念や方針の異なる病院職員が参加する．
2. 種々の職種，役職の人々が参加する
   理事長，院長，医師，看護部長，看護師長，薬剤師，検査技師，放射線技師，事務長などが参加する．大部分が役職者であり，現場の業務の理解が不十分な人も多い．
3. グループワークの経験者が少ない
   グループワークの経験のない参加者が多く，グループワークに慣れるまでに時間を要し，ほとんど発言しない人もいる．また，役割分担を決めるまでに時間を要する．
4. 質管理の考え方や手法の理解が十分ではない
   4 日間の講義を受講しただけで，テキストや教材をあらかじめ読まなかったり，また，受講後日時が経過しているので，演習当日に復習として，質管理および信頼性手法の概要を講義したが，質管理の考え方や手法の理解が十分ではなかった．
5. 演習の目的が忘れられる
   次の事項が多い．
   ・演習で提示した当該業務とは関係がない事項を検討する．
   ・演習に提示した具体的な事例とは関係ない，一般論や建前を述べる傾向がある．
   ・当該業務では重要でない事項を検討する．なお，他業務では問題になることもある．
   ・重点思考せず，枝葉末節にこだわる．当該業務では何が問題かを把握していない．
   ・分析に脈絡がなく，論理の飛躍が多い．職種によっては当該業務に精通していないことも，論理が飛躍する要因であろう．
   ・結論ありきの展開になる．したがって，手法の理解や論理の展開を学ぶことなく，図表等の成果物を形式的に作成することが目的になる．

　前述のように問題ではない事項を議論する場合が多く，結果として，議論すべき事項が漏れがちである．また，演習受講生にとっては，自院における実際の事例ではないので，解決しなければならないという臨場感や切迫感がないことも理由の一つである．

　また，結論と考えられる事項を先に考えて，それを導く筋道を後からつなぐ場合がある．すなわち，結論ありきの議論になる．それでも，論理がつながっていればよいが，論理の飛躍が多く見られる．精緻化は必要ないが，整合性がなければ，演習をする意義がない．

　演習受講生が導出したFMは，適切とはいえない場合が多い．すなわち，次のような事項をFMとしている場合である．

- ・不具合の結果として起こる影響をFMとする（例：点滴漏れ，血管痛，点滴開始遅れ）．
- ・複数のFMをまとめて記載している（例：患者名の呼称とベッド名の未確認）．
- ・包括的かつ一般的な表現をしている．例えば，"点滴針挿入手順の誤認"という表現の場合，何をどのように間違えたのかが不明である．

　演習の目的は，信頼性手法（本書ではFMEA）の理解と体験である．分析内容の精緻化ではなく，考え方と具体的な分析手法を学ぶことが目的である．演習開始に先立ち，この演習の目的を解説しているが，いざ始まると，枝葉末節にこだわり，先に進まないグループが多い．

7.3　病院団体等の研修として他の病院の職員とともに演習する場合

　したがって，有効な演習を行うために，次の事項に心がけるとよい．

---

1. 同じテーブルの参加者は，同じ病院職員であると仮定する（実際には，異なった設立主体，地域，種別，規模の病院の，しかも初対面の職員なので，すり合わせに時間がかかる．）．
2. 対象業務として提示された病院の具体的状況を話し合いまたは指定事項として決める．
3. 課題の業務に関係する部署から集まった，FMEA分析チームの一員であると仮定する．
4. グループ討議の経験がない人が多ければ，設定状況のすり合わせのほかに，グループ討議の方法に慣れるように努める．
5. 業務工程表（図）の作成時は，設定された状況に従う．自院の状況に引きずられないように留意する．
6. 演習対象の業務分析に必要な情報（規模，機能，設立主体，地域など）が記載されていない場合は，グループ内で合議して規定する．
7. グループ内の役割分担（推進役，書記，時間係，発表者など）を早く決める．
8. 演習の目的は，FMEAの考え方や分析方法を学ぶことであり，図や論理を精緻化する必要はない．ただし，論理の整合性は必要である．このことを肝に銘じる．
9. ワークシートのすべての欄を埋める必要はない．しかし，一通りの分析の流れは経験する．

7.4　自院でFMEAを実施するときの留意事項

　院内でFMEAの演習を実施する場合には，同じ病院の職員であり，病院の環境や状況を知悉しているので，すり合わせの努力はほとんど必要ない．部署や職種の違いによる認識や知識に相違があっても，それは容易に確認し，すり合わせ，あるいは伝達が可能である．

　実際に経験した事例での演習は現実感があって望ましいが，差し支えがあれば，演習の場合には，固有名詞や時刻設定を変えて実施してもよい．

　また，演習としてではなく実務として FMEA を実施するのであれば，当該業務に関係する部署の，業務に精通した職員が参加するので，すり合わせの必要はない．また，分析参加者のすべてが，FMEA の経験者である必要はない．参加者は，必ずしも当該業務に関係した者である必要はないが，業務を知悉していることが必須である．

　これらのことを念頭に入れ，本書の演習問題に取り組んでいただきたい．

8.　グループワークにおける留意事項

　医療安全管理者養成講習会には，全国から，幹部職員や役職者が参加しているが，グループワーク（GW）の未経験者が多い．また，GW の経験者でも，GW のやり方を理解していない人が多い．最も重要なことは，GW の中での自分の役割を認識していない人が多いことである．そのために，GW の進捗が思わしくなく，結果として，演習の目的を達成できない場合がある．

　何事にも共通する事項であるが，5W1H 特に Why，すなわち，目的は何かに留意しなければならない．GW は何を目的として行うのかである．7.2 の 5. で示したように "演習の目的が忘れられる" ことが多い．すなわち，演習を受講する目的，演習の目的，分析対象業務の目的，当該単位業務の目的等々である．

　チームワーク・グループワークの仕方，用具の活用，グループワークの基本原則，発表の仕方，質疑の仕方等練馬総合病院の役職者研修における GW の留意事項・心得の要約を図 8.1 に示す．

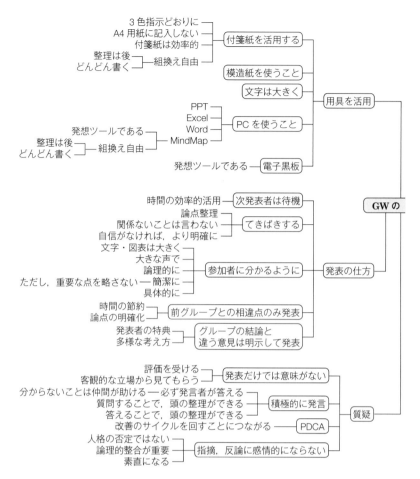

図 8.1　グループ

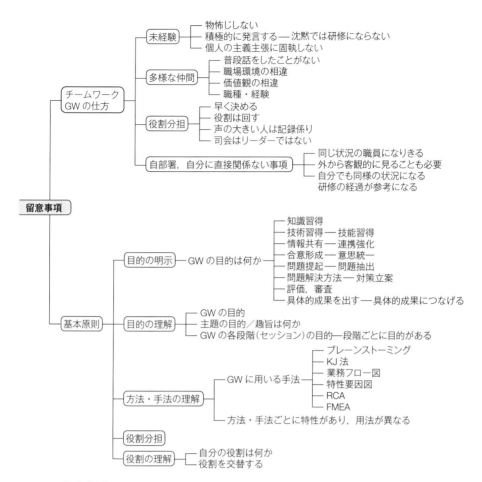

ワークの留意事項

第 II 編

各論

本編で紹介する事例は，主に練馬総合病院によるものである．

［練馬総合病院の概要］
- 外来患者数：1日平均 500 名
- 入院患者数：1日平均 180 名
- 許可病床数：224 床
- 職　員　数：450 名

9. FMEA の実施手順

医療現場で行う FMEA の実施手順を，以下に述べる（表 9.1）．

表 9.1　FMEA の実施手順

実　施　手　順	本書の項目
1.　分析対象業務（工程）の選定 　　（1）　分析対象業務（工程）の選定方法 　　（2）　分析対象業務（工程）範囲の選定 　　（3）　分析対象業務（工程）分析の指示	9.1
2.　分析チームの編成 　　（1）　チーム編成の留意点 　　（2）　リーダーの役割	9.2
3.　分析対象業務（工程）の理解 　　（1）　業務（工程）の洗い出し 　　（2）　業務フロー図の作成 　　（3）　業務工程表の作成	9.3
4.　FMEA ワークシートの準備	9.4
5.　各工程の不具合様式（FM：Failure Mode）の抽出 　　（1）　FM の構成 　　（2）　FM の記載法	9.5
6.　粒度と論理一貫性の確認 　　（1）　粒度の再確認とその対応 　　（2）　論理一貫性の確認 　　（3）　不適切な表現の回避	9.6
7.　影響の評価 　　（1）　FM の発生頻度の評価 　　（2）　影響度の評価 　　（3）　影響の発生確率の評価 　　（4）　検知難易度の評価 　　（5）　危険度の評価	9.7
8.　対策を実施すべき FM の選定―危険度を解決するうえ 　　での留意事項	9.8
9.　対策を実施すべき FM の要因分析	9.9
10.　ヒューマンエラーの対策 　　（1）　ヒューマンエラーの対策 　　（2）　対策立案の要点 　　（3）　対策の決定・実施 　　（4）　対策実施後の評価 　　（5）　対策の標準化	9.10

9.1　分析対象業務（工程）の選定

(1)　分析対象業務（工程）の選定方法

　FMEA の実施には多大な時間と労力が必要であり，すべての業務（工程）に適用することはできない．したがって，分析すべき対象業務（工程）を慎重に選定しなければならない．

　分析対象業務（工程）の選定には 3 通りある．

　第一は，各現場で安全の視点から改善すべきと考える業務（工程）を選定する方法である．つまり，現場職員が自部署で "間違いやすい"，"危ない" と考える業務，インシデント報告を繰り返し提出する業務，安全の視点から見直しが必要であると考える業務である．改善が必要な業務は複数あるが，そのすべてを FMEA で分析することは無理であり，重大性，緊急性などを勘案して優先順位をつけ，分析対象業務（工程）を選定する．検討すべき業務（工程）を客観的に選定するために，AHP（階層的段階評価）によって候補を数値化する方法もある．

　第二は，医療安全管理者あるいは医療安全推進委員会が，インシデント・アクシデント報告の集積から，FMEA の対象とすべき業務（工程）を選定する方法である．被害の有無や，影響・範囲の大小といった結果だけではなく，重大な被害を引き起こす可能性があるか否かという点も勘案して選定する．選定の方法や基準は，病院ごとに異なる．すなわち，院内のどの部署の，どの業務（工程）に，致命的あるいは重大な事故や不具合が起こりそうか，日常業務のどこで重大なミスが起こりそうかを把握する．例えば，"連日，新聞やテレビで医療事故が取りあげられている．自院では，当該業務において同様に安全性の問題はないか"，"院内でインシデント報告が繰り返し提出されている業務はないか" という視点である．

　第三は，病院管理者（院長），医療安全管理者あるいは医療安全推進委員会が，業務（工程）の変更あるいは新規の業務（工程）を導入した場合など，必要と認めた業務（工程）を分析対象とする．

　RCA とは異なり，緊急に FMEA で分析する必要はあまり発生しない．ただし，業務（工程）の変更あるいは新規の業務（工程）を導入して最初に業務を行う場合には，厳密な FMEA を実施しなくてもよいが，先入観にとらわれずに，細心の注意を払って検討する必要がある．予測し得る不具合を防止，あるいは早期発見しなければならない．また，想定外の不具合によって引き起こされる影響を防止，早期発見，あるいは早期に対処しなければならない．これを初期流動管理という．

　練馬総合病院では，医療安全管理者または医療安全推進委員会が自主的に分析するので，院長が FMEA の実施を指示することはほとんどないが，初期流動管理には細心の注意を払っている．

(2)　分析対象業務（工程）範囲の選定

　FMEA を実施する際，業務フローの初めから終わりまでの全工程を分析できればよいが，業務全体の規模に応じて，業務フローで表された工程のどの部分を FMEA の分析対象とするのか，工程を絞り込み，焦点を当てて分析することもある（図 9.1）．

　絞り込む場合には，FMEA が終了したときに，最も対策が必要であると思われる工程が抜け落ちないように，分析チーム内で十分に絞り込む範囲とその理由を検討する必要がある．

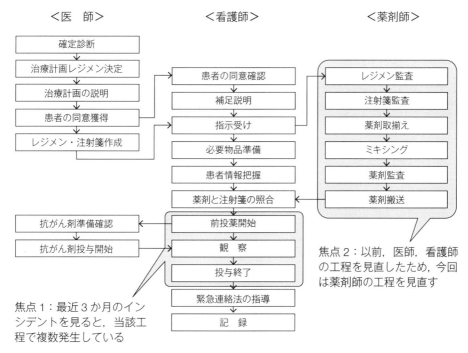

図 9.1　外来化学療法業務フロー

(3)　分析対象業務（工程）分析の指示

　病院管理者(院長)，医療安全管理者あるいは医療安全推進委員会が，対象業務の分析を分析チーム(9.2 参照)に指示する．当該業務に関係する職種や部署の職員を，日常業務の中でかなりの時間を拘束して分析に従事させるのであり，組織としての決定と指示・命令が必要である．

9.2　分析チームの編成

(1)　チーム編成の留意点

分析チームを編成するにあたっては，次の事項に留意するとよい．

①　医療安全推進委員会が，当該業務（工程）に精通している関連部署・職種の現場担当者で分析チームを編成する．5, 6 名が適当であるが，多少の増減はかまわない．当該業務を知っていることがなにより大事である．作業担当者の参加が望ましいが，必須ではない．

②　FMEA を熟知している者が，1 名以上参加する必要がある．

③　分析チームには，業務全体を見ることのできるリーダーが必要である．リーダーはFMEA という分析手法自体を理解する必要はあるが，FMEA 未経験者であっても，ほかに分析手法に精通している人がチームに参加していれば問題はない．

(2)　リーダーの役割

①　作業の配分と進捗管理

　　FMEA 分析を進めていくと，業務フロー図や業務工程表，FMEA ワークシートの作

成といった膨大な事務的作業が発生する．リーダーの重要な役割は，全体の作業をメンバーに適切に配分し，FMEA の作業全体の進捗管理をすることである．

②　関係部署との調整

　現場職員は日常業務に組み込まれているため，突発的な会合に参加することは不可能である．したがって，リーダーは必ず，メンバーの所属長に会合の日程調整を依頼する．その際，医療の安全確保，事故の未然防止という FMEA の目的を所属長に説明して理解を得ることが重要である．

③　会議資料の準備

　会議開催にあたって，リーダーは事前に FMEA の作業に必要な資料のたたき台を作成し，準備しておく．メンバーにも事前に資料を配付して目を通してもらう．必要な箇所があれば内容を検討してもらっておくと効率的である．会議ではそれぞれが分担箇所を持ち寄り，あらかじめ会議の終了時間を決めて，限られた時間で効率的に解析を進めることが重要である．

9.3　分析対象業務（工程）の理解

(1)　業務（工程）の洗い出し

　医療過誤や医療事故は，様々な要因が複雑に絡みあっている．医療事故の要因を特定し排除することができるのは，現場の業務の中にしかない．事故を未然に防止するためには，現場で，いつ，誰が，どんなふうに業務を行っているかを正確に把握する，すなわち日常業務のプロセス（工程）を明らかにしたうえでなければできない．自院の業務を分析しないで他院での改善策や安全システムをそのまま導入しても，それが自院に有効であるのか，費用対効果が適切であるのかは不明である．

　FMEA は，まだ発生していない，さらにいえば発生するかどうか分からない潜在的な不具合様式を漏れなく分析することに意義がある．したがって，業務を作業レベルまで漏れなく洗い出すことが必要である．

　医療においては，医療行為や事務処理の手順書や機器の操作マニュアルは存在しても，それぞれの職種や部署ごとに，あるいは，一つの作業ごとにまとめられており，一連の業務の流れ（業務フロー）としてとらえることは少なく，業務を工程としてとらえて記述することはまれである．

(2)　業務フロー図の作成

　病院では，多職種が多部署で連携して業務を行っており，業務の流れの全体像を把握することは容易ではない．したがって，業務フロー図，業務工程表を作成して一覧できるようにする必要がある．練馬総合病院では，MQI 活動の一環として，多職種・多部署の職員が協力して業務を洗い出し，業務フロー図や業務工程表を作成している（12. 参照）．

　既存の工程表や業務フロー図がない場合には，FMEA を実施する準備段階として新たに作成しなければならない．

　分析チームの各メンバーが，どこでどのような業務を行っているかを説明し，業務の流れを図で表す．この作業を通して，自部署の業務の流れと他部署の業務の流れ，さらには，それぞれの職種間での業務のつながりが明らかになる．

　その際，分析チームメンバーの経験・知識だけでは洗い出しが抜けてしまうこともあるため，各部署にある業務手順書や業務マニュアルを持ち寄り，業務が網羅されているか，内容を確認しながら進めるとよい．なお，医療機器や情報システム等に変更があると，業務手順書の内容更新までの間にタイムラグが発生し，手順書が最新のものに更新してあるとは限らないため，メンバーは事前に手順書を確認し，現在行われている実際の業務を把握しておく必要がある．化学療法業務のフロー図の例として，前掲の図 9.1 を参照されたい．

(3) 業務工程表の作成

　業務フロー図では，業務をある程度まとまったかたまりとして表現している．不具合様式を列挙するためには，実際の業務を詳細に作業レベルで分析する必要があるため，それを業務工程表として作成する．

①　ワークシートの準備

　　業務工程を記述するワークシートを準備する．分析チームで使いやすいフォーマットを準備すればよいが，参考に一例を紹介する（表 9.2，表 9.3）．

②　単位業務の記述

　　業務工程表では，業務フロー図に記述した業務を単位業務にまで展開して詳細に記述する．単位業務としてどこまで細かく記述するかは，分析する業務の内容によって異なるが，医療従事者の作業レベルを目安にする．一般的には，動作レベルまで詳細に記述する必要はない．逆に，業務を粗く記述すると，後で不具合様式を列挙するときに漏れが生じるおそれがある．

③　業務の目的・機能の記述

　　次に，その業務の目的・機能を明らかにする．単位業務自体の中に業務の目的と機能を含む場合には，単位業務と目的・機能の記述は同じになる．

　　単位業務の目的・機能は，"主語＋目的語(名詞)＋動詞(○○が○○を○○する)" (S ＋Vt＋O)という統一した記述方式で表現することが肝要である．業務工程表(表 9.2)，FMEA ワークシート（表 9.4）には，職種欄があり，主語が明記されているので，単位業務の欄には，"目的語(名詞)＋動詞(○○を○○する)" (Vt＋O)と記述する．S, Vt, O はそれぞれ一つずつが原則である．

表 9.2　業務工程表ワークシートの例

<　　　　　　　　　>業務工程表
                                    作成日：　　年　　月　　日
                                    作成者：

職　種	大分類	小分類	工程No.	単位業務	業務の目的・機能

表 9.3　薬剤科　化学療法業務工程表（一部抜粋）

<　　　化学療法　　　>業務工程表　　　　　　　　　　　　　作成日：　　年　　月　　日
　　　　　　　　　　　　　　　　　　　　　　　　　　　　　　　作成者：

職　種	大分類	小分類	工程No.	単位業務	業務の目的・機能
薬剤師	レジメン監査	用紙受付	1	看護師から患者のレジメン用紙を受け取る	レジメンを受け付ける
		監査	2-1	患者の病態・化学療法歴を電子カルテで確認する	レジメン適用の薬学的妥当性を確認する
			2-2	患者の体重を電子カルテで照合する	最新の体重値を用いて体表面積を計算する
			2-3	各薬剤量を手計算する	レジメンの各薬剤量を算出する
			2-4	レジメン記載用量と手計算用量を照合する	レジメンの自動計算が合っているか監査する
			2-5	血液検査データを見る	検査値を把握する
			2-6	各検査値をレジメンごとの減量基準と照らし合わせる	減量基準適応かを判断する
			2-7	疑義を医師に問い合わせる	疑義内容を確認する

　FMEA で最も理解が困難なのは，不具合様式の抽出である．その理由には三つある．

①　業務フローを理解していない，または，分析していない

②　粒度が適切ではない

③　日本語が主語や動詞の時制を明確にしない傾向がある

①に関しては，業務を理解している人が分析すればよい．

②に関しては，9.6 で後述する．

③に関しては，日本語の文法の特徴を理解あるいは再確認する必要性に気づかせる．具体的には以下のとおりである．

　主語を明確にすることの意味は，業務を行う主体を明確にすることである．また，他動詞にすることの意味は，主体が役割と責任をもっていることを明確にすることにある．自動詞では，自然に作業が進むことを意味し，自然に不具合が生じたことになる．また，他動詞であっても受け身にしてはいけない．主語，すなわち主体が行為をさせられたことを意味する．主語は行為の主体にしなければならない．主語が患者や対象物であった場合には，患者や対象物が勝手に具合が悪くなったことになり，行為者の責任が分からない．

　単位業務に主語と動詞が複数あってはならない．誰が，何を，どうするのか，すなわち責任の主体を明確にできないからである．また，目的語も基本的には一つにする必要がある．複数の目的語に対して，同時に同じ不具合が発生するとは限らないからである．

　単位業務の記述方法の詳細は，9.6 で解説する．

9.4　FMEA ワークシートの準備

　FMEA を始めるにあたり，FMEA 作業用のワークシート（FMEA ワークシートという．）を準備する．

　FMEA ワークシートは，分析チームで目的に応じた使いやすいフォーマットを準備しても

表 9.4 FMEA ワークシート（練馬総合病院　改訂版）（表 6.4 再掲）

＜　　　　　　＞ FMEA ワークシート

作成日：　　　年　　月　　日
作成者：

職種	大分類	小分類	工程No.	単位業務	業務の目的・機能	シーン（状況）	不具合様式（FM）	FMの発生頻度A	1次影響 FMによる業務への影響	2次影響 FMによる患者への初期影響	3次影響 FMによる患者へのその後の影響	影響度B 患者への影響度	影響の発生確率B′ 患者への影響の発生確率	検知難易度C FMの検知難易度	危険度A×B×B′×C

よいが，院内で統一することが望ましい．練馬総合病院で使用しているワークシートの項目や並び方などは，議論を重ねて改訂したものである．FMEA の作業の手順に沿った，また，思考に合ったワークシートを心がけ，改訂している（表 9.4）．

一般的な FMEA では，故障モード（FM：Failure Mode）（漏れ，閉塞など）を列挙した後，ワークシートにその推定原因（接続不良，屈曲など）を記述する．したがって，練馬総合病院で FMEA による解析を始めた当初は，FM を出した後，その原因を記述していた．しかし，医療は人・モノ・情報が並行して，時間的，空間的に動くという特徴があり，極めて複雑なシステムであるため，詳細な分析をしない限り，思いつく表面上の原因を列挙するにとどまることが多かった．また，医療における FM は，主にヒューマンエラーであり，その原因は複雑で関係する業務を単独ではなくシステムとして掘り下げて考える必要がある．FMEA は，当該工程に潜む重大な FM を抽出することが目的である．そこで，重大な FM に絞ってから，RCA 等を用いて改めて原因を検討することとして，現在当院で使用している FMEA ワークシートには，原因の記述欄を削除している．ましてや，対策欄はない．原因や対策の欄があると，先入観で記入し，FMEA の目的を忘れて，解決に向けて作業が進むおそれがあるからである．

9.5　各工程の不具合様式（FM：Failure Mode）の抽出

（1）　FM の構成

第 I 編で述べたように，医療事故の未然防止では主にヒューマンエラーを扱う．本書では医療における Failure Mode を "不具合様式" とした．医療における FM とは，"作業者が果たすべき業務機能を阻害する実態の様式" または "単位業務の目的・機能の達成を妨げる作業の様式" である．いい換えると，"その単位業務で，その目的・機能の達成を阻むものとして，どんな種類の不具合，エラー，間違い，失敗が考えられるか" を洗い出すことができる．

FMEA では，重要な FM をいかに漏れなく抽出するかが肝要である．ここであげる FM がこの先の分析対象となり，ここで抜けた FM は検討されないからである．

FM を抽出するときには，異なる職種で構成した分析チーム全員で，各自の異なる経験，知識を総動員してブレーンストーミングする．留意すべきことは，単に机上で FMEA ワークシートから予想される言葉だけの FM で埋めないことである．

　当院で使用している FMEA ワークシートには，"シーン"の項目を追加している．一つひとつの単位業務で現場の具体的なシーンや状況（いつ，どこで，どんなときに）を想定すると，現実的な FM を漏れなくあげやすくなる（表 9.5）．作業単位ごとに様々な状況を想定して記述する方法をシーン展開と呼ぶ．シナリオと考えればよい．

表 9.5　不具合様式の抽出例

職　　種	大分類	小分類	工程 No.	単位業務	業務の 目的・機能	シーン （状況）	不具合様式 （FM）
薬剤師	抗がん剤 取揃え	患者ごとの 取揃え		棚にある抗が ん剤ラベル （薬剤名と規 格）を読む	棚にある抗が ん剤名・規格 を認識する	同日同指示が 複数回ある	薬剤のラベルを読まな い（未読）
						類似名の抗が ん剤がある	ラベルの抗がん剤名を 読み間違える（誤読）
				抗がん剤を棚 から取り出す	指示された抗 がん剤を取り 出す	在庫がない	抗がん剤を取り出さな い（未取り出し）
						類似名の抗が ん剤がある	指示外の抗がん剤を取 り出す（誤取り出し）

　"自分があの現場の担当者ならば，こんなときが危険に違いない"というように具体的なシーンを思い浮かべ，"こんなときにこういうことが起こる"と言葉で書き出すことができる．今までに経験したこと，見て知っていること，普段から心配していること，ほかの医療機関で発生した事例，メンバーの意見から連想できる FM を，できるだけ自由に網羅的にあげることが大切である．シーンを考える目的は，重要な FM を抜けがないようにあげるためであり，同じ FM が出るのであれば，シーンを複数あげる必要はない．

　医療事故の再発防止の手法には RCA があるが，これは事象が発生した後で（インシデントが文書で報告され）なければ始まらない（事後対応）．また，実際に文書として報告される数は，インシデント全体から見ればほんの一部である．そこで，インシデント報告などには出てこないが，"危険がある，何とかしたい"と思っていることがあれば，FMEA で FM としてあげるとよい．インシデント報告では，事実として個人を特定して記入するが，FM では一般的事項としてあげるので，その範囲，自由度が広がる．

　TQM や医療の安全確保の動きが高まりつつある最近になるまでは，医療では，個別の患者への対応を重視するという意識が強く，また，システムとして対応するという意識が乏しく，FM という概念はなかった．また，分析チームは現場の医療従事者であり，FM を考えるという経験はほとんど皆無である．分析チームのブレーンストーミングだけでは思考が偏ることもあり，網羅的に考えるために参考となるガイドが必要である．一般産業界の FMEA では，不具合様式が整理されて，一覧表に提示されている．その多くは，製品あるいはその部品に関するものである．その FM とされて提示されているものの多くは，FM ではなく影響や原因である例が多い．また，作業に関するものであっても，医療の言語で記述したものがないため，医療者には理解しにくい．

　そこで練馬総合病院の実績に基づいて開発し（2006 年），改訂した不具合様式表を前版（2014 年）で紹介した。その後，さらに"医療における不具合様式表"を改訂したので提示する［表 9.6（56〜57 ページ）］．

　FM の対象，形容詞（どのような）＋目的語（名詞）（〜を）と，FM 副詞（どのように）＋動詞（〜する）の構成は同じであるが，さらに構造化した．すなわち，各要素，とくに，副詞と動詞をそれぞれ分類し，用語も増やした．全分野，全業務を包含はできないが，個別組織や特定の業務においても，連想しやすくした．追記，修正して活用いただきたい．

（2）　FM の記載法

FM を二つに区分して考える．"行為をした（実施）のか，しなかった（未実施）のか"，したとすれば"正しく行った（正）"か"正しくなかった（誤）"の二つである．すなわち，行うべき"業務をしない"，"抜かす"という"未"で表される観点と，"業務処理を間違う"，"行うべき業務と違うことをする"という"誤"で表される観点である．単位業務ごとに発生するヒューマンエラーに関する FM を，この二つに区分して考えると，必要な FM の抜け落ちが少ない（図 9.2）．

なお，二つの区分は考え方の方向性である．出した FM に意味がなければすべてを二つに区分する必要はない．また，すべて単位業務で使用する動詞に"未"と"誤"を付ければよいというものでもない．それは，単位業務で使用する動詞が具体的であるか，抽象的であるかにもよるからである．また，抽出した FM はすべてのシーンを含んでいると発生頻度などを評価する段階ではシーンを特定しない．

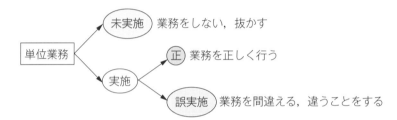

図 9.2　FM を考えるときの二つの区分と抽出思考経路の例

9.6　粒度と論理一貫性の確認

（1）　粒度の再確認とその対応

業務工程表作成の段階では，作業の粒度を揃えて記載する．しかし，一連の業務では，どの粒度にするのが適切かは，分からない場合がある．したがって，最初から厳密に精緻化する必要はない．FM を抽出する段階で，あるいは，その影響を抽出する段階で具体性がなかったり，整合性がなければ，具体的な影響を抽出して，さかのぼってそれに対応する粒度に細分化して検討するとよい．単位業務にさかのぼって粒度を再検討して細分化する．単位業務の粒度が粗いとそれに対応した FM も粒度が粗くなり，問題点が分からなくなる．FM を具体的かつ明確なレベル（粒度）まで分解して，書き直す．次いで，単位業務を FM に対応させて粒度を細分化する．このとき，単位業務（主語＋他動詞）と FM の動詞を揃えることがコツである．しかし，動作の単位まで粒度を細かくすると，複雑になるだけではなく，FM を抽出しにくくなる．動作レベルまで検討しなければならない場合を除いて，作業単位を一つの目的を表す機能ごとにする．

粒度の合わせ方を以下に解説する．なお，必ずしも，すべての単位業務の粒度を同じにする必要はない．

（a）　一つの他動詞が，複数の目的のある行為（動詞）のまとまりを表す場合

（例）　薬剤を取り揃える（図 9.3 〜図 9.6）

図 9.3（58 ページ）で示す単位業務は"薬剤を取り揃える"であり，FM を"未"と"誤"の二つに区分して考えると，"取り揃えない"と"取り揃え間違える"である．このままで

表 9.6　医療における

不具合様式（FM）の対象

形容詞（どんな）	目的語（名詞）（〜を）	
類似の	患者	氏名・性別・ID・年齢・生年月日
近似の		血液型・バイタルサイン・状態
同じの		部位・臓器
同種の		病名・合併症・併発症
別の・異種の		理解度・認知度
不明確な	家族	
不明瞭な	職員	
複雑な・単純な	その他関係者	
前の	薬剤	名称（種類）・薬効
後ろの		形状（規格）・数・量・単位・濃度（%）
隣の	診療材料	セット/キット（輸血・IVH・手術・処置）
新しい　古い		注射器・注射針
初め　以前の		使用数・量・使用種類
強い　弱い	伝票・書類	指示書（注射・輸血・検査・手術・処置・指導）
		注射箋・処方箋・照射録
		パス（医療者用・患者用）
		申込書・同意書・依頼書・報告書
		記録（看護・リハビリ・指導・説明）
	医療機器	機種・調整（準備・維持管理）・運用（利用）
		生体情報モニター
		画像（放射線・CT・MR・US・眼底）・内視鏡
	情報機器	（電子）カルテ・部門システム・ナースコール等
		機種・調整（準備・維持管理）・運用（利用）
		ハード・ソフト・セキュリティ・保管・保存
	建物・設備	機種・調整（準備・維持管理）・運用（利用）
	方法・手順	手順・術式・麻酔法・クロスマッチ・照合・点検
		保管・輸送・廃棄
		清潔確保・整理・整頓

副詞（どのように）	
数量・回数	大小
	多少
	過剰　不足
	過少
物理的強度	強　弱
時間軸	早く(前)　遅く(後)　（時刻）
	先に　後に　（順序）
	速く　遅く　（速度）
	同時に　別々に　逆に
	上下左右前後/斜め（方向）
空間軸	広く　狭く（範囲）
	大きく　小さく
	長く　短く
	高く　低く
	反対に　逆に
対象	隣に
	近くに
	類似に
	別に
	一部　全部

動詞（〜する）	
伝達連携	報告する
	連絡する
	相談する
	議る・諮る・図る
	検討する
	議論する
	定める
	指示する・命令する
	教える・訓練する
	伝達する・知らせる
	気づかせる・想起させる
	言う・話す
	説明する・解説する
	説得する
	送る・送信する
	転送する
	返信する・返送する

留意事項
する(do) は使わない．具体的な動詞で記述する．
"間違った○○"，"不適切な○○"は意味がない．間違いだからFMである．

複合語
一つの動詞でも複合行為であり，意味で動詞を分割する．
業務内容を単位作業に細分化する．
目的語を明確にする．
狭義の複合動詞は「動詞＋動詞」
広義の複合動詞は「いろいろな品詞＋動詞」
語彙的複合動詞とは，後ろの語の意味が残っている複合動詞
統語的複合動詞とは，後ろの語の意味があまり残っていない複合動詞
統語的複合動詞の後ろの動詞は補助動詞と呼ぶ．
動詞を分けたら意味が変わる→統語的複合動詞
動詞を分けても意味が変わらない→語彙的複合動詞
前の語が動詞以外の品詞の複合動詞の例【広義の複合動詞】

不具合様式表　改訂版

練馬総合病院　2023 年 6 月

FM（行為）

動詞（〜する）

分類	動詞
思考判断	気づく・認識する・認知する
	理解する
	納得する
	記憶する・記銘する
	想起する・思い出す
	考える・思う
	判断する
	決断する
	忘れる
	決断する
	認める・承諾（承認）する
	認めない・不承諾（不承認）する
	賛成する・同意する
	反対する・同意しない
感覚五感	見る・観る
	看る・診る
	観察する
	聞く
	聴く・訊く・聴取する
	嗅ぐ
	触る・触れる
	読む
	言う
記録	書く・描く
	写す・映す・撮す
	複写する
	転記する
	記録する
	保管する・保存する
入出力修正削除	消す・取り消す
	削る・削除する
	変える
	換える・代える・替える
	修正する・変更する
	入力する
	入れる・容れる
	出力する
	出す・取り出す

動詞（〜する）

分類	動詞
動作	動く・行く
	帰る
	入る
	出る
	動かす（移動）
	動かす（作動）
	移す
	押す
	引く
	回す
	捻る
	切る
	裂く
	噛む
	打つ
	鳴らす
	指す
	刺す
	割る
	縫う
	繋ぐ
	重ねる
	伸ばす
	縮める・圧縮する
	曲げる
	揉む・擦る
	接着する
	固定する・固着する
	遊離する
	剥離する・剥がす
	切離する・分離する
	離す
	受ける・受け取る
	置く
	取る・採る・撮る・摂る
	渡す
	調節する
	計算する
	測る・計る・量る
	表す・現す・顕す
	隠す
	仕舞う・終う
	覆う・被う
	識別する
	選択する

動詞（〜する）

分類	動詞
複合動詞および複合的意味（複数の単位作業）を持つ動詞	準備する
	併せる・合わせる
	纏める
	比較する
	照合する
	点検する
	確認する
	検査する
	調査する
	監査する
	処方する
	取り揃える・揃える
	配薬する
	手術する
	処置する
	栄養管理する
	リハビリする
	診断する
	治療する

は，抽象的すぎて，どう取り揃えるか分からないので，さらに具体的に表現しなければならないことに気づく．

　薬剤を取り揃える業務は，さらに以下の単位業務に細分化できる．

① 注射箋の薬剤名を読む
② 棚の薬剤名を読む
③ 棚の薬剤名と注射箋の薬剤名が同一であることを確認する（照合）
④ 棚の薬剤を取る
⑤ 指示された薬剤すべてを取るまで，①〜④を繰り返す
⑥ 取った薬剤をまとめる

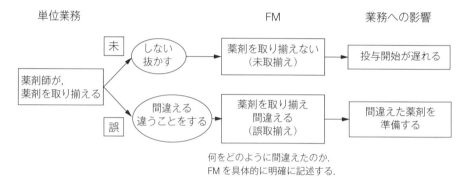

図 9.3　薬剤取揃え業務の FM

　上記の取揃え業務の工程③棚の薬剤名と注射箋の薬剤名が同一であることを確認する（照合）をさらに検討してみる．FM が，"薬剤と注射箋の薬剤名とを照合し間違える（誤照合）"では具体的でなく，何をどのように間違えたのかが明確ではないので，FM をさらに具体的に明確に記述する（図 9.4）．

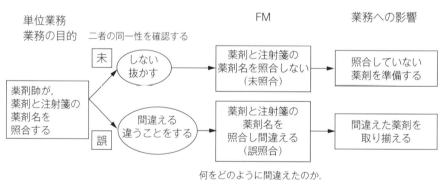

図 9.4　薬剤と注射箋の薬剤名との照合業務の FM（第 1 段階）

FM を具体的に（細分化）すると，より明確になる．一部を図 9.5 に示す．

a.　注射箋の薬剤名を読み間違える（誤読）
b.　薬剤の薬剤名を読み間違える（誤読）
c.　注射箋と薬剤の薬剤名が異なるのに同一であると認識する（誤認識）＝二者の同一性を誤認識する

FM の "a.注射箋の薬剤名を読み間違える（誤読）"に対応する単位業務は "取り揃える"

ではなく，"a. 注射箋の薬剤名を読む"である．したがって，単位業務欄の"照合する"では
粒度が粗いので，さらに細分化して以下のように修正する．

a.　注射箋の薬剤名を読む

b.　薬剤の薬剤名を読む

c.　注射箋と薬剤の薬剤名が同一であることを認識する＝二者の同一性を認識する

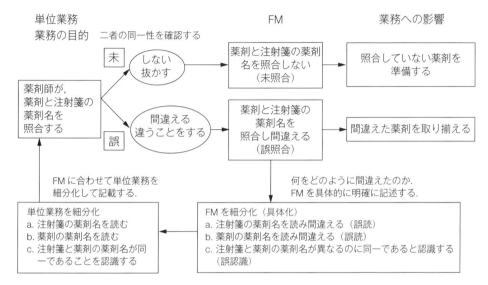

図 9.5　薬剤と注射箋の薬剤名との照合業務を細分化

　単位業務を a, b, c と三つに細分化した（図 9.5）後に，a, b, c の単位業務ごとに FM を記述
する（図 9.6）．

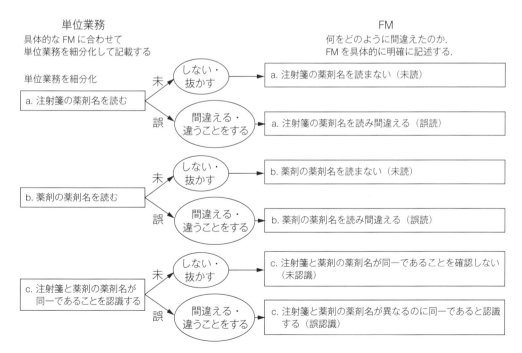

図 9.6　薬剤と注射箋の薬剤名との照合業務の FM（第 2 段階）

説明と図では省略したが，"薬剤と注射箋の薬剤名を読む"業務は，正確には，"薬剤と注射箋の薬剤名と規格を読む"である．したがって，読む内容は薬剤名と規格の二つであり，それぞれに不具合が発生し得るので，それぞれに注目する必要があれば，単位業務を"薬剤名を読む"と"薬剤の規格を読む"の二つに分けてそれぞれのFMを抽出する必要がある．

(b) 単語も動詞も一つであるが，複数の対象を一つのセットとして表現する場合

（例） バイタルサインをチェック（測定・観察）する

セットで作業をすることがあるので，その場合にはセットとして表してよい．例えば，血圧・脈拍・呼吸数等の測定をバイタルサインチェックと表現することがある．ただし，セットのそれぞれに対して，個別にFMが考えられるときは，セットのうちのどの項目をどう間違えたのかを分けて記述する必要がある．

"バイタルサインをチェックする"という単位業務を動作の粒度まで細分化すると，以下のとおりである．

① 血圧を計る
② 脈拍を数える
③ 呼吸数を数える（観察する）

(2) 論理一貫性の確認

FMを抽出する段階では，単位業務，その目的，目的／機能を阻害するFMに論理一貫性があるかを確認する必要がある．論理がつながらなければ，粒度が揃わないか，不明確あるいは適切な表現でない．

単位業務，業務の目的／機能，FMを，"主語＋目的語＋動詞"（S＋Vt＋O）で表現することが必要である．ただし，FMEAワークシートの一番左の欄に職種（行為の主体・主語）を記載するので，FMの欄に主語は不要である．

(3) 不適切な表現の回避

受講生に多い不適切な表現を紹介する．

"実施する（do）"では，何をどう実施するのか不明確であり，動詞を具体的に書かなければならない．また，"○○をする"ではなく，"○○する"と書く．例えば輸血の"準備をする（do preparation）"ではなく，輸血を"準備する（prepare）"と書く．

"確認する"では，何をどう確認するのか分からない．具体的に，"○○が△△であることを確認する"と書く．

"氏名を確認する"では，方法・手段が不明確である．"氏名を呼んで返事を聞いて本人であることを確認する"，"氏名を名乗るように患者に指示して，患者が名乗るのを聞いて，本人であることを確認する"と具体的に記載する．

"照合"では，何と何をどのように照合するかを明記する．例えば，"ⅠとⅡとを照合する"では，照合はできない（図9.7）．ⅠとⅡのどんな性状（属性）を照合するのか具体的内容を明記する．図には，形状，色，ラベルの色，ラベルの氏名，ラベルの血液型等の性状が表現されている（図9.8）．

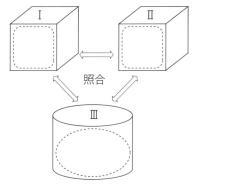

図 9.7　照合の抽象的表現

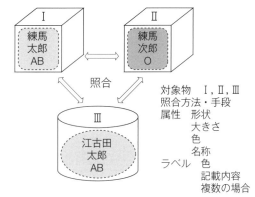

図 9.8　照合の具体的表現

9.7　影響の評価

　影響の評価は，当該業務（工程）の中で，多数ある FM のうち優先的に対策を立てるべきもの，危険度（RPN）[1] が高いものを判定するために行う．

　危険度は，次の算定式によって算出する．FM 一つひとつについて危険度を算出し，相対評価することによって，対策の優先順位を明らかにする．

　評価基準を何段階評価にするかは，定まっていない．ASQ（米国品質学会）等では 10 段階評価をしている．3 項目（筆者等以外はすべて 3 項目）では，最小値は $1^3=1$，最大値は $10^3=1000$，4 項目（筆者等のみ）では，最小値は $1^4=1$，最大値は $10^4=10000$ となる．いかにも，差がつくように思えるが，定性的に差を見るのが目的であり，意味がない．

　したがって，筆者等はすべての項目を 5 段階評価としている．また，後述するが，影響の発生確率を評価項目として追加して，計 4 項目とした．

　また，各段階（点数）の定義・意味づけをどうするかは，分析の対象や目的により異なる．最高点の目安を "1 回/週程度" ではなく "1 回/日程度" とするほうが適している場合もある．したがって，評価基準については，事前に分析チームでよく検討し，合意を得る必要がある．作業の途中で基準がぶれることが多い．

〔危　険　度〕＝〔FM の発生頻度〕×〔患者への影響度〕×〔影響の発生確率〕×〔FM の検知難易度〕
A×B×B′×C　　　　　　A　　　　　　　B　　　　　　B′　　　　　　　C

（1）　FM の発生頻度の評価

　"FM の発生頻度" とは，FM が各工程で発生する頻度のことである [2]．自院の実際の FM の

---

[1] 　一般的には，RPN（Risk Priority Number）と表し，危険優先数，あるいは，リスク優先番号とも訳されている．しかし，この訳では，"危険を優先する番号・数" と誤解されかねないので適切ではない．また，Number は，"番号" ではなく，計算で導き出した "数" である．RPN の真の意味は，"リスクを縮減するために，優先的に対応すべき FM の指数" であるので，本書では RPN は "危険度" と表現する．

[2] 　この発生頻度は，厳密には，FM の発生頻度と FM による影響の発生頻度（条件付き確率）の積である．しかし，前述のように，医療においては，FM や影響の発生頻度のデータはなく，また，仮にデータが得られたとしても，データ収集および分析の作業量は膨大になるので，厳密にする意義は少ない．したがって，医療においては，発生頻度は，FM の発生頻度と定義する．

発生頻度を測定してデータがある病院はまれである．そこで，おおよそどのくらいの頻度で発生するかを分析チームメンバーが推定しなければならない．その際，複数のメンバーがそれぞれ異なる尺度で，頻度が"高い／低い"などと評価しても意味がないので，共通の基準・尺度が必要になる．表 9.7 は発生頻度の評価基準の一例である．

表 9.7 発生頻度の評価基準例

5 点	極めて高い頻度で発生する	（1 回/週程度）
4 点	かなり高い頻度で発生する	（1 回/月程度）
3 点	時々発生する	（数回/年程度）
2 点	めったに発生しない	（1 回/2～5 年程度）
1 点	ほとんど発生しない	（1 回/5 年以上程度）

実際に評価する際に留意すべきことは，"シーン"を限定しないことである．前述したように（54 ページ），シーンはあくまでも重要な FM が漏れないように FM を網羅的に列挙するためのヒントであり，すべてのシーンをあげているわけではない．したがって，ある特定のシーンに限定した発生頻度を評価すると，実際の頻度と乖離することになる．シーンに関係なく，その工程でその FM が発生する頻度を評価しなければならない．

発生頻度の評価例を表 9.8 に示す．

表 9.8 発生頻度の評価例

職　種	大分類	小分類	工程 No.	単位業務	業務の目的・機能	シーン（状況）	不具合様式（FM）	FM の発生頻度 A
薬剤師	抗がん剤取揃え	患者ごとの取揃え		棚にある抗がん剤ラベル（薬剤名と規格）を読む	棚にある抗がん剤名・規格を認識する	同日同指示が複数回ある	薬剤のラベルを読まない（未読）	1
						類似名の抗がん剤がある	ラベルの抗がん剤名を読み間違える(誤読)	2
				抗がん剤を棚から取り出す	指示された抗がん剤を取り出す	在庫がない	抗がん剤を取り出さない（未取り出し）	1
						類似名の抗がん剤がある	指示外の抗がん剤を取り出す（誤取り出し）	2

（2）影響度の評価

次に，FM がもたらし得る重大な影響を列挙して評価する．

なお，本書では，1 次影響として業務への影響，2 次影響として患者への初期影響，3 次影響として患者へのその後の影響と定義する．

（a）影響の列挙

まず，FM ごとに，FM によって妨げられる業務への影響を 1 次影響として記述する．次に，その業務への影響が患者に及ぼす影響を 2 次影響，3 次影響として記述する．

どのような影響を列挙するかは，分析の対象・目的によって異なる．製造業であれば，システムへの影響，安全性への影響，経済性への影響を列挙する例があるし[3]，医療であれば，業務・患者への影響に加え，職員の心身や患者家族あるいは地域社会に対する影響を列挙することもできる．

1 次影響（業務への影響），2 次影響（患者への初期影響），3 次影響（患者へのその後の影

[3] 小野寺勝重(2006)：FMEA 手法と実践事例，日科技連出版社

響）を列挙した FMEA 事例を示す（表 9.9）.

　なお，FMEA（Failure Mode and Effects Analysis）の E は Effects と複数である．すなわち，実際には一つの FM が発生したら，影響が複数出現することがある（表 9.10）.

表 9.9　影響の列挙例

職種	大分類	小分類	工程No.	単位業務	業務の目的・機能	シーン(状況)	不具合様式(FM)	発生頻度A	FMの影響度	1次影響 FMによる業務への影響	2次影響 FMによる患者への初期影響	3次影響 FMによる患者へのその後の影響
薬剤師	抗がん剤取揃え	患者ごとの取揃え		棚にある抗がん剤ラベル(薬剤名と規格)を読む	棚にある抗がん剤名・規格を認識する	同日同指示が複数回ある	薬剤のラベルを読まない(未読)	1		薬剤ラベルを読まずに取り揃える	指示以外の抗がん剤が投与される	想定外の副作用(白血球減少など)が発現する可能性
						類似名の抗がん剤がある	ラベルの抗がん剤名を読み間違える(誤読)	2		指示外の抗がん剤を取り揃える	指示外の抗がん剤が投与される	想定外の副作用(白血球減少など)が発現する可能性
			抗がん剤を棚から取り出す	指示された抗がん剤を取り出す	在庫がない	抗がん剤を取り出さない(未取り出し)	1		投与開始が遅れる	ほとんどなし	
					類似名の抗がん剤がある	指示外の抗がん剤を取り出す(誤取り出し)	2		指示外の抗がん剤を準備する	指示外の抗がん剤が投与される	想定外の副作用(白血球減少など)が発現する可能性

表 9.10　影響度の列挙例（影響が複数ある場合）

職種	大分類	小分類	単位業務	業務の目的・機能	シーン(状況)	不具合様式(FM)	1次影響 FMによる業務への影響	2次影響 FMによる患者への初期影響	3次影響 FMによる患者へのその後の影響
医師	がん化学療法	投与	患者のベッドネーム氏名を見る	患者の氏名を認識する	姓が同一で名が類似した氏名の患者がいる	患者のベッドネーム氏名を類似氏名の患者氏名と見間違える(誤見)	指示外の患者に抗がん剤を投与する	予定患者は自分の化学療法が始まらない(待ち時間が長くなる)	—
								指示外の患者は予定患者が受けるべき化学療法を受ける	想定外の副作用が発現する(好中球減少など)

（b）　影響度の評価

　"影響度"は，FM によってもたらされる影響の度合いを評価する．前述した製造業の例のように，"システムへの影響度＋安全性への影響度＋経済性への影響度"を評価する場合もあるが，医療では，多くの場合，患者安全を主な目的に分析することを前提としているため，本書では，患者にもたらされる影響の度合いを評価する場合を取りあげる．すなわち，前述の 2 次影響（患者への初期影響）の度合いと 3 次影響（患者へのその後の影響）の度合いの評価である．3 次影響だけを取りあげて評価する考え方と，2 次影響と 3 次影響を合わせて評価する考え方があるが，一般的には 3 次影響（患者へのその後の影響）の重大性を評価する方法が有用である[4]．ただし，2 次影響（患者への初期影響）にとどまり 3 次影響（患者へのその後の影響）がない場合には，2 次影響（患者への初期影響）で代用する．

　いずれの考え方を採用するにせよ，影響度も，前述した発生頻度と同様，評価基準が必要である．何段階評価にするか，各段階（点数）をどう定義づけするかは，分析の対象や目的による．影響度の評価基準の一例として示した表 9.11 は，16 点，8 点，4 点，2 点，1 点（等比級数）を配点しているが，これは表中の注記のような，患者に影響が及んだ場合の重症度が極めて高い場合も想定した評価基準だからである．

---

[4]　最終的に，3 次影響の度合いしか評価しないならば，なぜ，1 次影響や 2 次影響を列挙しなければならないのかという疑問をもつ読者もいるかもしれない．それは，FM から 3 次影響に至るまでに論理の飛躍があってはならないからである．論理的整合性を確認するために，1 次影響，2 次影響をあげることは非常に重要である．

表 9.11　影響度の評価基準例

16点	極めて重大な影響がある[注1]
8点	かなり重大な影響がある[注2]
4点	どちらかといえば重大な影響がある[注3]
2点	どちらかといえば重大でない影響がある[注4]
1点	影響はない／ほとんどない

注1　死亡に至る／身体機能の永続的損失が生じる
注2　身体機能の永続的障害が生じる／後遺症が残る／大幅な治療計画の遅れ
　　　が生じる（計画外の治療等によって月単位で遅れる等）
注3　後遺症が残らない／軽微な治療計画の遅れが生じる（計画外の治療等に
　　　よって週単位で遅れる）
注4　バイタルサインの変化など軽度の症状が現れる／簡単な処置・治療を要
　　　するが治療計画の遅れは生じない

　このような場合は，発生頻度や検知難易度に対して，重症度をより大きな重み付けにする必
要がある．分析対象によっては，もっと軽い重み付け，例えば9点，7点，5点，3点，1点，
あるいは5点，4点，3点，2点，1点（いずれも等差級数）などが適している場合もある．
最終的に算出される危険度が，"現場の感覚"と乖離しないように，配点する必要がある．
　影響度も，発生頻度と同様に，"シーン"とは関係なく評価する．発生頻度を評価するとき
と同様に，影響を評価するときにも，想定した"シーン"に限定すべきでない．シーンは，
FMを漏れなく抽出するためのヒントにすぎないので，FMの発生頻度や影響度は，特定のシー
ンに絞らずに求める．演習をする場合に受講生がよく間違えるので，留意されたい．
　影響度の評価例を表 9.12 に示す．

表 9.12　影響度の評価例

＜　抗がん剤取揃え　＞FMEA ワークシート

作成日：　　年　　月　　日
作成者：

職種	大分類	小分類	工程No.	単位業務	業務の目的・機能	シーン（状況）	不具合様式（FM）	発生頻度A	1次影響 FMによる業務への影響	2次影響 FMによる患者への初期影響	3次影響 FMによる患者へのその後の影響	患者への影響度B
薬剤師	抗がん剤取揃え	患者ごとの取揃え		棚にある抗がん剤ラベル（名称と規格）を読む	棚にある抗がん剤名・規格を認識する	同日同指示が複数回ある	薬剤のラベルを読まない（未読）	1	薬剤ラベルを読まずに取り揃える	指示外の抗がん剤が投与される	想定外の副作用（白血球減少など）が発現する可能性	8
						類似名の抗がん剤がある	ラベルの抗がん剤名を読み間違える（誤読）	2	指示外の抗がん剤を取り揃える	指示外の抗がん剤が投与される	想定外の副作用（白血球減少など）が発現する可能性	8
				抗がん剤を棚から取り出す	指示された抗がん剤を取り出す	在庫がない	抗がん剤を取り出さない（未取り出し）	1	投与開始が遅れる	ほとんどなし		1
						類似名の抗がん剤がある	指示外の抗がん剤を取り出す（誤取り出し）	2	指示外の抗がん剤を準備する	指示外の抗がん剤が投与される	想定外の副作用（白血球減少など）が発現する可能性	8

　影響が複数ある場合には，影響一つひとつについての影響度を評価し，それらの合算値を危
険度とする考え方もある．しかし，単位業務の粒度が同じであるとは限らず，また，FMごと
の影響の数も一定ではない．そこで，本書では，重要な影響のみを抽出して分析するという考
え方をとる．

（3）　影響の発生確率の評価

　"影響の発生確率"は，FMによってもたらされる影響の発生確率を評価する．筆者は
FMEA導入当初から，"影響の発生確率"を考慮する必要があると考えていた．しかし，かな

り複雑になり，初心者には理解困難と考えた．また，3 次影響（患者へのその後の影響）にまで及ぶ大きな影響は発見しやすく，"検知難易度"で"影響の発生確率"の要素を吸収できると考えて，"影響の発生確率"を導入しなかった．

しかし，FM を抽出する場合には，シーン展開し，FM を出すまでは"悪人"になったつもりで，患者を殺すにはどうするか，業務を混乱させるにはどうするか，を考えるように説明した．FM 抽出後は，シーンを忘れ，"善人"に戻って，その後の作業をするように指導した．しかし，シーンを影響を検討するときまで引きずることが多かったので，シーン展開はさらっと説明することに変更した．

また，"悪人？"が FM を抽出したときの前提・状況を，影響の評価まで引きずることが多かった．すなわち，3 次影響に"ショックになる"，"患者が死ぬ"を，ほぼ大部分の工程で記述することがあり，影響度の差を検知難易度で吸収できなくなった．

したがって，混乱を避けるために，影響の発生確率を導入することとした（表 9.13）．

表 9.13 影響の発生確率の評価基準例

5 点	極めて高い確率で発生する	0.2〜1	（1 回/数回　以上）
4 点	かなり高い確率で発生する	0.1	（1 回/10 回　程度）
3 点	時々発生する	0.01	（1 回/100 回　程度）
2 点	めったに発生しない	0.001	（1 回/1000 回　程度）
1 点	ほとんど発生しない	0.0001	（1 回/10000 回　程度）

（4）　検知難易度の評価

"検知難易度"とは，FM をどの段階で検知できるかの程度を示すものである．FM が発生したとき，または，1 次影響（業務への影響）があっても，業務の中で，患者に影響が発生する前に検知できるか，あるいは，患者への影響が出てから検知できるか，被害の発生をどの程度低減できるかについて評価するものである．点数が高ければ高いほど，検知難易度が高くなるという指標である．患者が死亡すればすぐ分かるから検知しやすいのではなく，患者が死亡するまで FM の発生を検知できなかったので検知難易度が高く 5 点となる．

このような検知難易度も，何らかの評価基準が必要である．検知難易度の評価基準の一覧表は，表 9.14 を参照されたい．

表 9.14 FM の検知難易度の評価基準例

5 点	難易度は極めて高い	（発見不可能）
4 点	難易度はかなり高い	（めったに発見できない）
3 点	難易度はどちらかといえば高い	（時々発見できる／時々発見できない）
2 点	難易度はどちらかといえば低い	（かなり高い確率で発見できる）
1 点	難易度はかなり低い	（極めて高い確率で発見できる）

なお，検知難易度も，発生頻度，影響度，影響の発生確率と同様に，"シーン"に関係なく評価する．

(5)　危険度の評価

　9. の冒頭でも述べたように，危険度は，"発生頻度×影響度×検知難易度"の 3 要素の算定式で算出するのが一般的である．しかし，本書では，影響の発生確率を導入し，"FM の発生頻度×患者への影響度×影響の発生確率×FM の検知難易度"の 4 要素とした．危険度の評価例を表 9.15 に示す．

表 9.15　検知難易度・危険度の評価例

<　抗がん剤取揃え　＞FMEA ワークシート　　　　　　　　　作成日：　　年　月　　日
作成者：

職種	大分類	小分類	工程No.	単位業務	業務の目的・機能	シーン（状況）	不具合様式（FM）	FMの発生頻度A	1次影響 FMによる業務への影響	2次影響 FMによる患者への初期影響	3次影響 FMによる患者へのその後の影響	患者への影響度B	影響の発生確率B'	FMの検知難易度C	危険度A×B×B'×C
薬剤師	抗がん剤取揃え	患者ごとの取揃え		棚にある抗がん剤ラベル（名称と規格）を読む	棚にある抗がん剤名・規格を認識する	同日同指示が複数回ある	薬剤のラベルを読まない（未読）	1	薬剤ラベルを読まずに取り揃える	指示外の抗がん剤が投与される	想定外の副作用（白血球減少など）が発現する可能性	8	1	1	8
						類似名の抗がん剤がある	ラベルの抗がん剤名を読み間違える（誤読）	2	指示外の抗がん剤を取り揃える	指示外の抗がん剤が投与される	想定外の副作用（白血球減少など）が発現する可能性	8	1	1	16
				抗がん剤を棚から取り出す	指示された抗がん剤を取り出す	在庫がない	抗がん剤を取り出さない（未取り出し）	1	投与開始が遅れる	ほとんどなし		1	2	1	2
						類似名の抗がん剤がある	指示外の抗がん剤を取り出す（誤取り出し）	2	指示外の抗がん剤を準備する	指示外の抗がん剤が投与される	想定外の副作用（白血球減少など）が発現する可能性	8	1	1	16

9.8　対策を実施すべき FM の選定——危険度を解釈するうえでの留意事項

　対策を立案すべき FM の選定は，危険度を参考にするが，どの数値からどの数値までを対策優先範囲とするかは，多角的に検討すべきである．最高点の FM だけを選択する場合，あらかじめ設定した点数以上とする場合もあるし，上位三つまでとする場合もある．重要なことは，どのような線引きをするにせよ，実際の業務に照らし合わせて，FMEA ワークシート全体を俯瞰したうえで吟味することである．

　危険度を解釈するうえで，留意すべき点を以下に述べる．

　① 　危険度は，絶対値ではない．得られた数値は，分析した業務や工程における危険度の相対的な大きさ（大小）を判定し，対策の優先順位を明らかにするためだけに使用するものである．したがって，他の業務や工程 FMEA の危険度とは別次元のものなので，他の業務工程の数値と比較しても意味がない．

　② 　すべての FM の危険度を算出し，点の高い順に並べた後，最初にすべきことは，その順位に分析メンバーが常識で考えて違和感がないことを確認することである．違和感がある場合には，FMEA ワークシートを見直し，必要に応じて修正する．重要な FM をあげ損なっていたり，発生頻度，影響度，発生確率，検知難易度としてつけた点数が間違っていたりすることがある．同じ日に FMEA を実施できる場合は少なく，また，間隔が長くなる場合もあるので，基準が同じであることを確認する必要がある．分析に不慣れな段階では，特にこの確認作業が重要である．

　③ 　表 9.16 の FM–A のように，患者への"影響度"が高くても，その FM の"発生頻度"と"検知難易度"がそれほど高くないために，相対的に危険度が低くなり，ひいては対策の優先順位が低くなる場合がある．もし対策すべき FM として設定した点数

表 9.16　危険度の解釈時に直面する問題

不具合様式 （FM）	FM の発生頻度 [5 段階]	患者への影響度 [5 段階]	影響の発生確率 [5 段階]	FM の検知難易度 [5 段階]	危険度
FM–A	1	4	1	2	8
FM–B	2	2	2	3	24
FM–C	2	2	1	5	20

　が 70 以上であれば，FM–A は対策範囲から外れることになる．影響度が高くても，発
　生頻度が高くなく，常に初期の工程で検知（検出）できるから，新たな対策は不要と考
　えられる場合もある．しかし，影響度が高い FM は，患者の安全を脅かすため，発生
　頻度や検知難易度にかかわらず，対策優先順位が高いと考えなければならない場合もあ
　る．このような場合には，対策立案の対象範囲に含めるべきかを慎重に検討する必要が
　ある．
④　同表の FM–C のように，患者への "影響度" はあまり高くなく，発生頻度は極めて
　低いが，一度発生してしまうと，ほとんど検知できない場合がある．このような場合に
　も，分析メンバーで対策立案の対象範囲に含めるべきかを慎重に検討する必要がある．
⑤　算出された危険度は，分析メンバーの "知識・経験の集大成" ともいえるので，分析
　メンバーが異なれば，異なる危険度が導出される．したがって，分析メンバーは，経験
　年数や専門性の観点から必要なメンバーを偏りなく選定する必要がある（9.2 参照）．

9.9　対策を実施すべき FM の要因分析

　対策を立案すべき FM が選定できたからといって，即座に具体的対策を考えることはでき
ない．練馬総合病院では，製造業で使用している FMEA ワークシートと異なり，FMEA ワー
クシートに原因の欄を作らない理由である（9.4 参照）．FM を発生させる要因を追究して，重
要な要因を一つひとつつぶす必要がある．特性要因図（Fish Bone 分析：図 9.9）や "なぜな
ぜ分析"，"RCA" などが有用である．
　表 9.17 で最も危険度が高い FM である "化学療法適用の妥当性の判断を間違える（誤判
断）" の要因分析例（特性要因図）を示す（図 9.9）．
　なお，要因には，自責の（自分に原因がある／自分が関与している／自分が改善できる）要
因と，他責の（他人に原因がある／他人が関与している／他人が改善できる）要因がある．実
効力をもつ対策を立てたいのであれば，他人に依存する他責の要因ではなく，自責の要因に着
目することが重要である．
　第Ⅲ編で，要因に関して解説する．

表 9.17　最も危険度が高い FM の評価例

＜　薬剤科化学療法業務　＞FMEA ワークシート　　　　　　作成日：　　年　　月　　日
作成者：

職種	大分類	小分類	単位業務	業務の目的・機能	不具合様式（FM）	発生頻度 A（FM）	1次影響 FM による業務への影響	2次影響 FM による患者への初期影響	3次影響 FM による患者へのその後の影響	患者への影響度 B	確率 B'	影響発生 C	難易度 FM の検知	危険度 A×B×B'×C
薬剤師	取扱がん剤え	取患扱者えごと	化学療法適用の妥当性を判断する	レジメン適用の薬学的妥当性を確認する	化学療法適用の妥当性の判断を間違える（誤判断）	2	適用外の化学療法を実施する	化学療法による体調不良（悪心・嘔吐など）	重篤な副作用（白血球減少など骨髄抑制）発現，または死亡する	16	2	3		192

抽出された最も危険度の高い FM

特性要因図で要因分析すると…

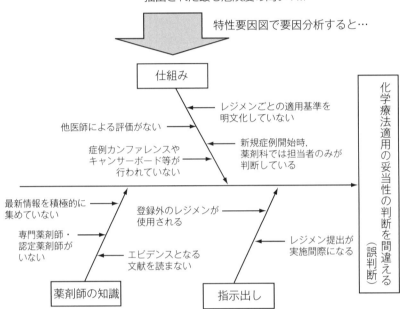

図 9.9　最も危険度が高い FM の要因分析例（特性要因図）

9.10　ヒューマンエラーの対策

（1）　ヒューマンエラーの対策

ヒューマンエラーの対策は，次の五つに分けることができる（表 9.18）．

① 排　　除：不具合の要因（方法・動作あるいは道具等）を取り除く
② 代 替 化：確実な方法に替える
③ 容 易 化：簡単にする
④ 異常検出：工程の中で，より早く不具合の発生を検知できるようにする
⑤ 影響緩和：不具合が発生しても，影響を低減させる

別の観点からは，ヒューマンエラーの対策を三つに分けることができる（表 9.18）．

A　排除：不具合の要因（方法・動作あるいは道具等）を取り除く
B　制御・コントロール：①以外のリスクを減少させる対策．上記 5 分類の②～⑤
C　受容：不具合の要因に対して直接的な対策は立てない

表 9.18　ヒューマンエラーの対策

①排除	不具合の要因（方法・動作あるいは道具等）を取り除く	A 排除	左記①と同じ
②代替化	確実な方法に替える	B 制御	左記①以外のリスクを減少させる対策 左記 5 分類の②〜⑤
③容易化	簡単にする		
④異常検出	工程の中で，より早く不具合の発生を検知できるようにする		
⑤影響緩和	不具合が発生しても，影響を低減させる		
		C 受容	不具合の要因に対して直接的な対策は立てない

　不具合の要因を排除する場合に，その業務をなくせば，当該業務による不具合はゼロにできる．A の排除が望ましいが，実現可能性，経済性などを考慮して，とるべき対策を決定する．

　B の制御では，作業工程の早期の段階で設定することが効率的・効果的である．一つの FM に一つの対策でなく，複数の対策が必要な場合がある．C の受容は FM への直接の方策がなければ，ほかの対策を講じる．

(2)　対策立案の要点

　対策の要点は，次の三つである．

　　・実現可能性：対策内容を実施するという前提で検討しなければならない．そのためには，具体的に運用の場面を考えることが必須である．5W1H，すなわち，何のために（Why），誰が（Who），何を（What），いつ（When / by When），どこで（Where），どうする（How）の観点から明確にすべきである．どれか一つでも欠けたり，不明瞭だったりすると，対策が実効力をもたない．

　　・情報共有：上記(1)のいずれの対策を選択するにせよ，その対策を実施する目的，内容，想定される業務への影響を関係部署や職員に周知徹底することが必要である．部署・職種・職員間の考え方，状況，影響等が異なる場合は特に必要である．

　　・評価方法の明確化：対策実施後の結果の評価方法を 5W1H で明確にする必要がある．

(3)　対策の決定・実施

　対策が立案されたら，管理者（院長）の承認を得たうえで，関係者に周知し，実施する．全体への影響の検討や，実施してはじめて見えてくる想定外の問題が発生することがある．

　困難な問題に直面すると，人は，往々にしてできない理由を列挙する傾向がある．自分が解決するという前提で，想定される障害を列挙し，一つひとつ問題を解決することが重要である．これが当事者意識，参画意識である（図 9.10）．

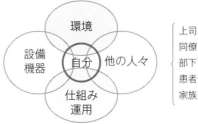

考え方の基本：自分が中心である，{原因 / 問題解決 / 行動}の当事者である責任者

上司 / 同僚 / 部下 / 患者 / 家族

図 9.10　当事者意識

（4）　対策実施後の評価

　対策実施の効果を評価することが必要である．予想外の状況の変化あるいは予想外の影響が現れることが多い．その場合には，予想外である要因を分析し，対策を修正・変更しなければならない．また，検討時には適切であった対策が，時間の経過に伴い状況が変化し，適切でなくなることもある．したがって，継続的な見直しが必要である．すなわち，PDCA（Plan–Do–Check–Act）サイクル，管理サイクルを回し，継続的に質向上を図ることが必要である．

（5）　対策の標準化

　一部の職種や部署で試行的に実施した対策実施後の評価がよければ，標準化して全組織に展開する．特定の職種や部署に適合させるためには，対策を修正し，一般化する必要がある．

　第III編で，対策に関して解説する．

10．FMEA 実施時の留意事項のまとめ

　練馬総合病院の職員や医療安全管理者養成研修会受講生にテキストや講義で指摘しているにもかかわらず，アドバンスト研修の受講生でも，FMEA を実施すると同じ間違いを繰り返す．したがって，これまでの記述と重複するが，陥りやすい間違いを留意事項として再提示する．

　例えば，(a)"医師と看護師が患者の名前を確認する"や(b)"看護師と検査技師が読み上げて血液製剤を照合する"という記載が多く見られる．

10.1　単位業務

(1)　主語／動詞／目的語

　主語(S)／動詞(Vt)／目的語(O)を複数記載する傾向があり，複数の単位業務を合わせた記載となっている．それぞれ一つずつ記載し，単位業務に分割する（9.3 参照）．

　主語は医療従事者にする．患者にすると，責任が患者にあることになる．患者が何かした場合でも，それは状況として記載し，それに対して医療従事者が何をしなければならないかという観点で取り組む（9.10 参照）．

　(a)，(b)共に主語が二つであり，不具合があった場合に主語のどちらに，あるいは両者に問題があるか不明である．

　(b)では"読み上げて"と"照合する"と動詞が二つで複文となっているので，どちらの動詞（行為）の不具合か分からない．

　(b)の"血液製剤を照合する"の目的語は意味が不明確であるが，日常業務として実施している者は疑問を感じない．しかし，輸血業務を知らない者には目的語の"血液製剤"のどの属性を照合するのか理解できない．血液製剤の属性には，血液製剤の患者氏名，種類，血液型，番号，期限，単位等がある（9.6 参照）．しかし，実務上は，分解しすぎると煩雑になるので，目的語の属性が複数あることを認識し，いずれかの属性に不具合があればそのときに分けて検討することもある．

(2)　動詞の用い方

　医療従事者の行為なので，自動詞ではなく，他動詞を使う．受動態ではさせられたことになるので，能動態にする．

　単位業務の記載は具体的でなければならない．具体的でなければ業務を遂行できない．そのためには，何をどうするのか動詞を明確にする．実施する（Do）は用いない．また，(a)の"患者の名前を確認する"では，どう確認するのか不明確なので，この表現はできるだけ避ける．患者の名前が何であるかを認識する，あらかじめ認識している名前と患者の名前が同じであることを確認するのかが不明である．また，後者の場合であっても，氏名を呼んで返事をさせるのか，氏名を名乗るように指示するのか，どんな手段で確認するのかが不明である．

(3)　粒　度

　粒度と論理一貫性の確認に関しては，9.6 で解説したように，動詞の意味する粒度の違いを認識する必要がある．

　(b)の "血液製剤を照合する" では，動詞は一つであるが，"照合" の意味は，あるもの(ア)とあるもの(イ)との同一性を認識（確認）することである．これを単位業務に分けて記載する場合には，(ア)を読み，(イ)を読み，その両者が同一であることを認識するという三つの単位業務に分ける．このように，一つの動詞でも当該業務を熟知していないと，動詞の意味する粒度は把握できないので，FMEA を実施する場合には，当該業務を熟知しているものの参加が必須である．

　また，動詞と同様に，対象（目的語）の意味する粒度の違いも把握しなければならない．

10.2　単位業務の目的・機能

　FM とは単位業務の目的・機能を妨げるものであり単位業務の目的・機能を明確に記載する必要がある．単位業務の動詞をそのまま記載したり，業務の目的ではなく FM を記載したり，次の作業の目的を記載する場合が多い．

10.3　F　　　　M

　複数の FM を記載する場合が多い．単位業務と同様に，一つの FM を記載する．また，原因とその結果としての FM を複文で記載する場合が多い．

　FM は単位業務の目的・機能を阻害するものであり，単位業務と同じ動詞を用いる．ただし，必要に応じて動詞を書き換える場合がある．FM による影響や結果を書く場合が多い．また，状況や原因を書く場合が多い．忘れる，思い込む，思い違う等は未実施や誤実施の原因である．これらは単位業務の動詞と異なるので，不適切であることに気づきやすい．

　また，間違える，しなかった，不適切である，損なう，できない等は不適切な例である．FM は不具合であるからこれらの例は何もいっていないことと同じである．具体的に，どのように不適切かを記載しなければならない．

10.4　影　　　　響

　製品の設計 FMEA や工程 FMEA では，上位部品や上位工程への影響を評価するが，医療（本書）では，患者への影響を重視して，1 次影響を業務への影響，2 次影響を患者への初期影響，3 次影響を患者へのその後の影響と定義している．3 次影響まで考える必要がなければ，2 次影響までで評価する．

　評価すべき影響が現れるまでの時間軸が問題となるが，業務の内容ごとに，また，FM ごとに影響の現れる時期が異なるので，業務ごとに時間軸を考えざるを得ない．同じ注射業務においても，抗生剤投与と抗がん剤投与では影響を評価する時間軸が異なる．

10.5　影響の発生確率

　影響の発生する可能性をどこまで考えるかが問題になるが，通常起こり得ることを考えるべきである．希有で最悪の場合を考えると，すべて患者の死亡となり，結果として影響の評価をしたことにはならない．したがって，希有で最悪の場合は考えなくてよい．

　影響の発生する可能性はリスクであり，確率の概念である．厳密な統計数値はないが，影響の発生確率を検討することとした．

　影響の発生する可能性は，次の検知難易度とも関連する．

10.6　検 知 難 易 度

　検知難易度は検出力ともいい，FM の発生をどの段階で検知し得るかという評価である．

　FM の発生を早期に検知できれば，影響の発生を防止あるいは軽減する方策を打つことができるので，結果として，影響度と影響の発生確率の低減につながる．スイスチーズモデルがその例である．

10.7　危 　険 　度

　経営資源は有限であり，すべての FM に対して対策を打てるわけではない．重点思考で，打つべき FM を選定するために用いるのが危険度である．

　FM の発生頻度 A と影響度 B と影響の発生確率 B′ と検知難易度 C の積が危険度の定義である．A, B, B′, C それぞれの評価基準（重み付け）によって，積の危険度が変わる．医療では，患者への影響を重視するので，B, B′ の重みを高くしている．危険度の数値は絶対値ではなく，相対値であり，当該業務・プロセスの中の相対的な順序であることに留意する必要がある．

11. FMEA 演習問題

FMEA の演習問題に関しては，以下の 3 段階の構成とした．(1)～(9)で段階的に演習し，危険度を算出する．別途，(10), (11)で全体を通して演習する．

Ⅰ 各要素を記述する
  (1) 単位業務の記載
  (2) 単位業務の目的・機能の記載
  (3) FM（不具合様式）の記載
  (4) FM の影響の記載

Ⅱ 各要素を評価する
  (5) FM の発生頻度（A）の評価
    (5)は縦軸（列）で評点を記入する．
  (6) FM の影響度（B）の評価
  (7) FM の影響の発生確率（B′）の評価
  (8) 検知難易度（C）の評価
    どの段階で FM の発生を発見可能か．
    (5)～(8)は FM ごとに横軸（行）で評点を記入する．

Ⅲ 危険度の算出
  (9) 各要素の評価から，危険度を算出する
    Excel 表に式（危険度＝A×B×B′×C）を埋め込んであるので，自動的に計算する．
  (10), (11) 全体を通した演習

Ⅰ 各要素の記述

(1) まず，単位業務の記載に関して演習する．複数の業務，複数の主語の業務を単一業務として記載しがちである．すなわち，主語や動詞が複数ある複文となっている．また，単位業務に"確認する"を記載しがちであるが，何をどう確認するか具体性に欠ける記述であり，業務が不明確になるので，注意すべきである．

(2) 単位業務の目的・機能の達成を妨げる作業（行為）が FM である．まず，単位業務の目的・機能を明確にする必要がある．不明確であると FM を的確に抽出できなくなる．

(3) 単位業務を抜かす"未実施"と，違うことをする"誤実施"の二つの方向で考える．特に"誤実施"では間違える方法は様々あるので，何をどのように間違えるか，具体的に記載する必要がある．FM ではなく，FM の結果"○○という不具合が出る"という FM の影響を記載することが多く，留意しなければならない．

(4) FM による影響を検討する．FM による業務への影響を 1 次影響，患者への初期の影響を 2 次影響，その後の患者への影響を 3 次影響とする．

以下，

Ⅱ　各要素を評価する

(5) FM の発生頻度（A）の評価

(6) FM の影響度（B）の評価

(7) FM の影響の発生確率（B′）の評価

(8) 検知難易度（C）の評価

Ⅲ　危険度の算出

(9) 各要素の評価から，危険度を算出する

　　危険度の高い順に，対策を打つべき FM の優先順位をつける．FM による患者への影響度に重みをつけた評価表を用いて評価し，FM の発生頻度(A)，FM の影響度(B)，影響の発生確率(B′)，FM の検知難易度（どの段階で FM の発生を発見可能か）(C) を点数化する．四者の積（A×B×B′×C）を危険度として評価し，危険度の高いものから対策を打つ．

上記(1)～(9)を踏まえ，

(10),(11)全体を通して演習する．

演習問題(1)：単位業務の記載

　単位業務を記載する．動作レベルまで細かく記載しすぎても煩雑となる．また単位業務ではなく，複数の業務を包含する記載となりがちである．業務担当者が，実行できる程度に記載する必要がある．

　演習問題(1)-1，(1)-2に示す単位業務の中で，それぞれ不適切な記載を修正，不足があれば追記せよ．

➤ 演習問題(1)-1

看護師が抗菌薬点滴をベッドサイドに持っていき，投与を開始する直前の場面である．

職　種	小分類	工程No.	単位業務
看護師	投　与	1	抗菌薬点滴と注射箋を持って患者のベッドサイドに行く
		2	患者を確認する
		3	点滴を確認する
		4	エラスターで点滴針を挿入する

➤ 演習問題(1)-2

患者をストレッチャーで病棟から手術室に搬送した後の場面，手術台への移動には"ロールボード"の使用が必要である．

職　種	小分類	工程No.	単位業務
麻酔科医	準　備	1	患者移動を指示する
看護師		2	患者をストレッチャーから，手術台へ移動させる
		3	モニター装着，画面を確認する

演習解説(1)：単位業務の記載

演習解説(1)-1▶

（看護師が）"抗菌薬点滴と注射箋を持って患者のベッドサイドに行く"は不適切である．二つの動作に分ける．

（解答例）

職　種	小分類	工程No.	単位業務
看護師	投　与	1-1	抗菌薬点滴と注射箋を持つ
		1-2	患者のベッドサイドに行く

　すなわち，抗菌薬点滴と注射箋の両者を持つ行為と，ベッドサイドに行く行為の二つの行為に分けて考えなければならない．単位業務の主語と動詞は一つでなければならない．FMはそれぞれに起こり得るからである．事例では，抗菌薬点滴と注射箋のどちらか，あるいは両方を持たないという不具合があり得る．また，他の患者のベッドサイドに行くこともあり得る．

　次に"患者を確認する"，"点滴を確認する"は通常業務でも使用しがちな表現であるが不適切である．どのような方法で何を確認するのか，具体的方法（工程）を記載しない限り，確認方法はまちまちとなる．この事例は連続した照合業務となり，"患者の何をどうやって照合するか"，"点滴の何をどうやって照合するか"に相当する具体的な方法を記載する．例えば，次のように記載する．

（解答例）

職　種	小分類	工程No.	単位業務
看護師	投　与	2-1	患者リストバンドの氏名を読む
		2-2	注射箋に記載された氏名を読む
		2-3	患者リストバンドと注射箋氏名を照合する
		3-1	点滴ラベルに記載された氏名を読む
		3-2	注射箋と点滴に記載された氏名を照合する
		3-3	注射箋の薬剤名・規格を読む
		3-4	点滴ラベルの薬剤名・規格を読む
		3-5	注射箋に記載された氏名と患者リストバンドの氏名を照合する
		3-6	エラスターで点滴針を挿入する

演習解説(1)-2▶

　手術台への移動に"ロールボード"の使用が必要な患者の場合，麻酔科医がどうやって患者の移動を指示するのかを具体的に記載する必要がある．

　(1)-1と同様に"モニター装着"と"画面を確認する"は，二つの異なる単位業務なので分ける．さらに，複数のモニターを装着するため不具合も複数考えられる場合には，単位業務に分解して記載するとよい．例えば，次のように記載する．

（解答例）

職　種	小分類	工程No.	単位業務
麻酔科医	準　備	1-1	ストレッチャーから手術台へロールボードでの患者移動を指示する
看護師		1-2	患者をストレッチャーから手術台にロールボードで移動させる
		2-1	心電図・血圧・呼吸モニターを装着する
		2-2	画面の作動状況を見る

演習問題(2)：単位業務の目的・機能の記載

　ここでは，FMEA ワークシートに単位業務から業務の目的・機能，FM を記載する．

　演習問題(1)-1，(1)-2 で記載した単位業務について，不適切な単位業務の目的・機能の記載を修正せよ．

▶ 演習問題(2)−1

看護師が抗菌薬点滴をベッドサイドに持っていき，投与を開始する直前の場面である．

職　種	小分類	工程 No.	単位業務	業務の目的・機能
看護師	投　与	1-1	抗菌薬点滴と注射箋を持つ	点滴物品を持つ
		1-2	患者のベッドサイドに行く	点滴する患者のもとに行く
		2-1	患者リストバンドの氏名を読む	患者リストバンドを確認する
		2-2	注射箋に記載された氏名を読む	注射箋氏名を確認する
		2-3	患者リストバンドと注射箋氏名を照合する	患者リストバンドと注射箋氏名を確認する
		3-1	点滴ラベルに記載された氏名を読む	点滴ラベルに記載された氏名を確認する
		3-2	注射箋と点滴に記載された氏名を照合する	注射箋と点滴に記載された氏名を確認する
		3-3	注射箋の薬剤名・規格を読む	注射箋の薬剤名・規格を確認する
		3-4	点滴ラベルの薬剤名・規格を読む	点滴ラベルの薬剤名・規格を確認する
		3-5	注射箋に記載された氏名と患者リストバンドの氏名を照合する	注射箋に記載された氏名と患者リストバンドの氏名を確認する
		3-6	エラスターで点滴針を挿入する	点滴するルートを確保する

▶ 演習問題(2)−2

　患者をストレッチャーで病棟から手術室に搬送した後の場面，手術台への移動には"ロールボード"の使用が必要である．

職　種	小分類	工程 No.	単位業務	業務の目的・機能
麻酔科医	準　備	1-1	ストレッチャーから手術台へロールボードでの患者移動を指示する	手術台への患者移動を指示する
看護師		1-2	患者をストレッチャーから手術台にロールボードで移動させる	安全に患者を移動させる
		2-1	心電図・血圧・呼吸モニターを装着する	バイタルを確認する
		2-2	画面の作動状況を見る	作動を確認する

演習解説(2)：単位業務の目的・機能の記載

演習解説(2)-1▶

　日常業務において，一つひとつの業務の目的・機能を意識する場面は少ないが，FMEA では，適切な FM を抽出するために必須となる．記載するに当たり，単位業務の動詞と目的・機能の動詞は異なる．演習問題では"持つ"目的のために単位業務"持つ"，"行く"目的のために"行く"となっており不適切である．どのような目的のために"持つ"，"行く"のか検討し，単位業務と異なる動詞を使用する．さらに，業務の目的・機能に"確認する"を記載しがちであるが，他にふさわしい動詞があれば置き換える．または目的に"確認する"を使用するときには具体的な内容を記載する．例えば，次のように修正する．

（解答例）

職　種	小分類	工程No.	単位業務	業務の目的・機能
看護師	投　与	1-1	抗菌薬点滴と注射箋を持つ	指示の抗菌薬点滴を開始する
		1-2	患者のベッドサイドに行く	患者の点滴をベッドサイドで開始する
		2-1	患者リストバンドの氏名を読む	患者リストバンドの氏名を認識する
		2-2	注射箋に記載された氏名を読む	注射箋の氏名を認識する
		2-3	患者リストバンドと注射箋氏名を照合する	患者リストバンドと注射箋氏名の同一性を確認する
		3-1	点滴ラベルに記載された氏名を読む	持っている点滴ラベルの氏名を認識する
		3-2	注射箋と点滴に記載された氏名を照合する	注射箋と点滴に記載された氏名の同一性を確認する
		3-3	注射箋の薬剤名・規格を読む	注射箋で指示された薬剤名・規格を認識する
		3-4	点滴ラベルの薬剤名・規格を読む	持っている点滴ラベルの薬剤名・規格を認識する
		3-5	注射箋に記載された氏名と患者リストバンドの氏名を照合する	指示患者と当該患者の同一性を確認する
		3-6	エラスターで点滴針を挿入する	点滴するルートを確保する

演習解説(2)-2▶

　単位業務の動詞"指示する"，"移動させる"と目的・機能の動詞が"指示する"，"移動させる"と同じであり不適切である．"確認する"を使用する場合には具体的に記載する．さらに他にふさわしい動詞があれば置き換える．例えば，次のように修正する．

（解答例）

職　種	小分類	工程 No.	単位業務	業務の目的・機能
麻酔科医	準　備	1-1	ストレッチャーから手術台へロールボードでの患者移動を指示する	移動に安全を配慮して，患者移動を看護師に伝える
看護師		1-2	患者をストレッチャーから手術台にロールボードで移動させる	患者移動時，転落などを起こさないように安全に配慮する
		2-1	心電図・血圧・呼吸モニターを装着する	術中の患者の心電図，血圧，呼吸状態変化を把握する
		2-2	画面の作動状況を見る	装着したモニターが正常に作動したことを把握する

演習問題(3)：FM(不具合様式)の記載

　予定の単位業務どおりに実行せず，本来の目的を達成できない様式がFMである．重要なFMを漏れなく抽出するためには，"未実施"，"誤実施"の2方向で考える．"誤実施"に関しては"何をどう間違えたか"を具体的に記載する必要がある（表9.6参照）．またFMを抽出するために，現場でのシーンを思い浮かべることで，具体的なFMをあげることができる．しかしシーンの記載は必須ではなく，シーンを記載せずにFMを抽出できる場合には空欄のままで構わない．さらに抽出したFMは記載したシーンに限定されるものではなく，すべてのシーンに適応するものであることを理解して使うことが重要である．

　演習問題(3)-1, (3)-2は，(2)-1, (2)-2で記載した業務の目的・機能に基づいた，FMの記載例である．FMの記載の間違いを修正せよ．

➤ 演習問題(3)-1

看護師が抗菌薬点滴をベッドサイドに持っていき，投与を開始する直前の場面である．

職種	小分類	工程 No.	単位業務	業務の目的・機能	シーン(状況)	不具合様式(FM)
看護師	投与	1-1	抗菌薬点滴と注射箋を持つ	指示の抗菌薬点滴を開始する		Ns コール緊急対応（未持）
						抗菌薬点滴と注射箋を間違えて持つ（誤持）
		1-2	患者のベッドサイドに行く	患者の点滴をベッドサイドで開始する		Ns コール緊急対応（未行）
						点滴を違った患者に投与する（誤投与）
		2-1	患者リストバンドの氏名を読む	患者リストバンドの氏名を認識する		患者リストバンドの氏名を読まない（未読）
						患者誤認（誤読）
		2-2	注射箋に記載された氏名を読む	注射箋の氏名を認識する		注射箋に記載された氏名を読まない（未読）
						患者誤認（誤読）
		2-3	患者リストバンドと注射箋氏名を照合する	患者リストバンドと注射箋氏名の同一性を確認する		患者リストバンドと注射箋氏名を照合しない（未照合）
						点滴を違った患者に投与する（誤照合）
		3-6	エラスターで点滴針を挿入する	点滴するルートを確保する		エラスターで点滴針を挿入しない（未挿入）
						血管外漏出（誤挿入）

▶ 演習問題(3)–2

　患者をストレッチャーで病棟から手術室に搬送した後の場面，手術台への移動には"ロールボード"の使用が必要である.

職種	小分類	工程 No.	単位業務	業務の目的・機能	シーン（状況）	不具合様式(FM)
麻酔科医		1-1	ストレッチャーから手術台へロールボードでの患者移動を指示する	移動に安全を配慮して，患者移動を看護師に伝える		手術開始時間の遅延（未指示）
						ストレッチャーから手術台への患者移動を誤って指示する(誤指示)
看護師	準備	1-2	患者をストレッチャーから手術台にロールボードで移動させる	患者移動時，転落などを起こさないように安全に配慮する	患者が多動	ストレッチャーから患者転落（未移動）
					患者が多動	手術台から患者転落（誤移動）
		2-1	心電図・血圧・呼吸モニターを装着する	術中の患者の心電図，血圧，呼吸状態変化を把握する		モニターを装着しない（未装着）
						呼吸モニターを忘れた（誤装着）
		2-2	画面の作動状況を見る	装着したモニターが正常に作動したことを把握する		画面の作動状況を見ない（未見）
						画面の作動状況を間違えて見る（誤見）

演習解説(3)：FM(不具合様式)の記載

演習解説(3)–1▶

　工程 1-1 の FM が "抗菌薬点滴と注射箋を間違えて持つ（誤持）" と記載されているが，どう間違えたのかが不明であり不適切である．例えば，"急いで点滴したい" 場面を思い浮かべると "抗菌薬点滴を持ち注射箋を持たない（誤持）" などが FM として考えられる．

　FM の欄には，単位業務の正しくないやり方を記載する．

　工程 1-2 "点滴を違った患者に投与する（誤投与）" は FM "誤行" の影響（結果）であり FM ではない．例えば，"担当患者に同年齢で似た患者がいる" 場合などを思い浮かべると "注射箋指示と異なる年齢の似た患者のベッドサイドに行く（誤行）" などが FM となる．FM として，FM による結果や影響を書くことは不適切である．

　工程 2-1，2-2 の FM が "患者誤認（誤読）" と記載されているが，同様に "病棟内に苗字が同じ患者がいる"，"病棟内に類似氏名の患者がいる（例：山口，山田）" 場合などを思い浮かべると，"類似氏名として読む（誤読）" などが FM となる．

　工程 2-3 は "点滴を違った患者に投与する（誤照合）" となっているが，やはり FM "誤照合" の影響（結果）の記載であるため不適切である．

　ここで注意しなければならないことは，FM として "照合を間違える（誤照合）" と記載しても具体的ではない．例えば，"患者リストバンドと注射箋氏名が異なるのに合っていると照合する（誤照合）" などが具体的な FM の記載となる．

　工程 3-6 の FM "血管外漏出（誤挿入）" も FM "誤照合" の影響（結果）の記載であるため不適切である．"患者の血管が細い" 場合などを思い浮かべると "エラスターで血管外に点滴針を挿入する（誤挿入）" などが FM となる．

（修正例）

職種	小分類	工程No.	単位業務	業務の目的・機能	シーン（状況）	不具合様式(FM)
看護師	投与	1–1	抗菌薬点滴と注射箋を持つ	指示の抗菌薬点滴を開始する	Ns コール対応	抗菌薬点滴と注射箋を持たない（未持）
					急いでいる	抗菌薬点滴を持ち注射箋を持たない（誤持）
		1-2	患者のベッドサイドに行く	患者の点滴をベッドサイドで開始する	Ns コール対応	患者のベッドサイドに行かない（未行）
					病棟内に同年齢で似た患者がいる	注射箋指示と異なる年齢の似た患者のベッドサイドに行く（誤行）
		2-1	患者リストバンドの氏名を読む	患者リストバンドの氏名を認識する	顔をよく知っている	患者リストバンドの氏名を読まない（未読）
					病棟内に苗字が同じ患者がいる	患者リストバンドの氏名を苗字は同じだが異なる名で読む（誤読）
		2-2	注射箋に記載された氏名を読む	注射箋の氏名を認識する		注射箋に記載された氏名を読まない（未読）
					病棟内に類似氏名の患者がいる（例：山口, 山田）	注射箋に記載された氏名を異なる類似氏名として読む（誤読）

2-3	患者リストバンドと注射箋氏名を照合する	患者リストバンドと注射箋氏名の同一性を確認する		患者リストバンドと注射箋氏名を照合しない（未照合）
			病棟内に類似氏名の患者がいる（例：山口博，山田博）	患者リストバンドと注射箋氏名が異なるのに合っていると照合する（誤照合）
3-6	エラスターで点滴針を挿入する	点滴するルートを確保する		点滴針を挿入しない（未挿入）
			患者の血管が細い	エラスターで血管外に点滴針を挿入する（誤挿入）

演習解説(3)-2▶

　工程 1-1　FM として"手術開始時間の遅延（未指示）"となっているが"未指示"となる状況・原因を記載してあり，不適切である．現実的な場面で"患者移動を指示しない状況はあるか"を考えたのであればシーン（状況）に記載する．FM は"ストレッチャーから手術台へロールボードでの患者移動を指示しない（未指示）"となる．"誤って指示する"も具体的でなく不適切な記載である．例えば，"ストレッチャーから手術台へロールボードが不要な患者にロールボードで移動を指示する（誤指示）"が FM となる．

　工程 1-2　"ストレッチャーから患者転落（未移動）"を FM としているが，影響（結果）であるため不適切である．FM としては，例えば，"患者をストレッチャーから手術台にロールボードで移動させない（未移動）"，"患者をストレッチャーから手術台に必要なロールボードを使わずに移動させる（誤移動）"となる．

　工程 2-1　"呼吸モニターを忘れた（誤装着）"を FM として記載しているが"忘れた"の表現は不適切である．"呼吸モニターを抜かして装着する"が FM となる．

　工程 2-2　"画面の作業状況を間違えて見る（誤見）"は具体的な記載がなく FM とならない．例えば，"画面に血圧数値が出ていない"状況を思い浮かべた場合，FM は"画面に非表示があるのに作動問題なしと見る（誤見）"となる．

（修正例）

職種	小分類	工程No.	単位業務	業務の目的・機能	シーン（状況）	不具合様式(FM)
麻酔科医	準備	1-1	ストレッチャーから手術台へロールボードでの患者移動を指示する	移動に安全を配慮して，患者移動を看護師に伝える	手術開始時間が大幅に遅延	ストレッチャーから手術台へロールボードでの患者移動を指示しない（未指示）
						ストレッチャーから手術台へロールボードが不要な患者にロールボードで移動を指示する（誤指示）
看護師		1-2	患者をストレッチャーから手術台にロールボードで移動させる	患者移動時，転落などを起こさないように安全に配慮する		患者をストレッチャーから手術台にロールボードで移動させない（未移動）
						患者をストレッチャーから手術台に必要なロールボードを使わずに移動させる（誤移動）

	2-1	心電図・血圧・呼吸モニターを装着する	術中の患者の心電図，血圧，呼吸状態変化を把握する		モニターを装着しない（未装着）
					呼吸モニターを抜かして装着する（誤装着）
	2-2	画面の作動状況を見る	装着したモニターが正常に作動したことを把握する		画面の作動状況を見ない（未見）
				画面に血圧数値が出ていない	画面に非表示があるのに作動問題なしと見る（誤見）

＊心電図・血圧・呼吸モニターをセットとして単位業務とした場合である．

●三つすべてを装着しない場合は"未"，三つのいずれかを装着しない場合は"誤"である．

・セットではなく，分解して三つのモニターそれぞれの装着を単位業務とするほうが理解しやすい．しかし，単位業務が増えるので行数が長くなる．

・FMを分解し，さかのぼって単位業務を分解（細分化）することと同様に（図9.5参照），単位業務を三つに分解したほうが，混乱を避けられる．

演習問題(4)：FM の影響の記載

　FM によって，業務にどのような問題が起きるかを記載する（1次影響）．そして，患者にはどういう影響が生じるか（2次影響）を記載する．患者への2次影響も時々刻々と変化する場合がある．FM から時間を経過して生じる患者へのその後の影響を3次影響とする．例えば，頭部を打撲して皮下血腫ができるのが2次影響とすると，数日後から数か月後には硬膜下血腫となることもある．1次，2次，3次と影響を順序よく考えていくことが肝要である．必ずしもすべての場合に3次影響が出るわけではないので，2次影響まででよい場合も多い．

➤ 演習問題(4)−1

　看護師が抗菌薬点滴を開始した後の状態観察の業務工程（不具合様式までは，記載済）である．1次・2次・3次影響の記載で不適切な表現を修正せよ．

職種	小分類	工程No.	単位業務	業務の目的・機能	不具合様式（FM）	1次影響 FM による 業務への 影響	2次影響 FM による 患者への 初期影響	3次影響 FM による 患者への その後の影響
看護師	状態観察	1-1	点滴刺入部の状態を観察する	皮下への漏れなどの異常状態を発見する	点滴刺入部の状態を観察しない（未観察）	抗菌薬漏出	局所腫脹	局所壊死
					皮下へ漏れているのに，漏れていないと観察する（誤観察）	抗菌薬漏出	局所腫脹	局所壊死
		1-2	点滴落下の速度を調節する	指示どおりの速度で抗菌薬を点滴投与する	点滴速度を調節しない（未調節）	速度不明	嘔気・動悸を訴える	骨髄抑制
					点滴速度を速すぎる速度に調節する（誤調節）	急速静注	嘔気・動悸を訴える	骨髄抑制
		1-3	患者状態を観察する	抗菌薬投与による異常を発見する	患者状態を観察しない（未観察）	アレルギーを発見できない	ショック状態	心停止
					発赤・掻痒感が発現しているのを異常なしと観察する（誤観察）	アレルギーを放置する	ショック状態	心停止

➤ 演習問題(4)–2

　　看護師が高血圧処置として降圧剤をシリンジポンプで注入する場面（不具合様式まで
は，記載済）である．1次・2次・3次影響の記載で不適切な表現を修正せよ．

職種	小分類	工程No.	単位業務	業務の目的・機能	不具合様式(FM)	1次影響 FMによる業務への影響	2次影響 FMによる患者への初期影響	3次影響 FMによる患者へのその後の影響
看護師	ポンプ作動	1-1	シリンジポンプの開始スイッチを押す	シリンジポンプを作動させる	シリンジポンプの開始スイッチを押さない（未押）	シリンジポンプが動作しない	薬剤が流れない	高血圧状態のまま
					シリンジポンプの停止スイッチを押す(誤押)	開始スイッチを押す	影響なし	—
		1-2	シリンジポンプの作動ランプ点灯を見る	シリンジポンプの作動状況を把握する	シリンジポンプの作動ランプ点灯を見ない（未見）	シリンジポンプを開始できない	薬剤が流れない	高血圧状態のまま
					シリンジポンプの作動ランプが点いていないのを点灯と見る(誤見)	降圧剤を開始できない	薬剤が流れない	高血圧状態のまま
	観察	1-3	モニターで血圧を観察する	薬剤投与による血圧の変動を把握する	モニターで血圧を観察しない（未観察）	低血圧ショック	意識障害	多臓器不全
					血圧低下（100以下）状態を変化なしと観察する（誤観察）	低血圧ショック	意識障害	多臓器不全

演習解説(4)：FM の影響の記載

演習解説(4)-1▶

　工程 1-1　単位業務は，"点滴刺入部の状態を観察する"である．"（未観察）"，"（誤観察）"の業務への影響（1 次影響）としては"抗菌薬漏出"ではなく，"点滴刺入部の異常への対応が遅れる"，"抗菌薬の皮下への漏れへの対応が遅れる"ことである．ここで対応できれば，漏れを最小限にとどめることができ，2 次影響の"刺入部が腫脹する"ことはあっても軽度となる．当初は腫脹であっても，早期の処置と時間の経過で"腫脹や疼痛が治まる"こともある．壊死起因性抗がん剤の血管外漏出例では 3 次影響として"壊死"も考えられるが，事例は抗菌薬投与であり，例えば 3 次影響としては"局所炎症をきたす"こととした．

　工程 1-2　"（未調節）"の 1 次影響を"速度不明"，"（誤調節）"の 1 次影響を"急速静注"と記載しているが，FM を言い換えただけの表現である．その FM の結果，業務はどうなるのかが 1 次影響であるため，例えば"速度不明"のため"点滴速度を指示どおりにコントロールできない"，"急速静注"のため"予定時間より早く点滴が終了する"となる．速度が速すぎる場合に患者は"嘔気・動悸を訴える"等の 2 次影響をきたすことはある．しかし，薬剤の投与量は変わらないこともあり，その後の"骨髄抑制"という 3 次影響はないと考える．

　工程 1-3　"（未観察）"の 1 次影響は"アレルギー発現などの異常発見が遅れる"である．特異体質などにより"ショック状態"になることはあるが，観察しない（未観察）とは無関係であり，2 次影響としての"ショック状態"，3 次影響としての"心停止"は不適切である．副作用が出た場合に"処置をしてもらうのが遅れる"ことはあり得る．対応が遅れた場合にその後の影響として，"ショック状態となる"ことは考えられる．

　未観察であっても，アレルギー等がなければ，業務への影響は出ないし，患者への影響もない．以下，同様であり，FM が業務および患者に影響を及ぼさないこともあるが，FMEA では，複数考えられる影響の中でも患者への影響を及ぼす可能性の高い FM が問題となるため，影響を及ぼさない場合に関しては記載しない．

（修正例）

職種	小分類	工程No.	単位業務	業務の目的・機能	不具合様式（FM）	1 次影響FM による業務への影響	2 次影響FM による患者への初期影響	3 次影響FM による患者へのその後の影響
看護師	状態観察	1–1	点滴刺入部の状態を観察する	皮下への漏れなどの異常状態を発見する	点滴刺入部の状態を観察しない（未観察）	点滴刺入部の異常への対応が遅れる	刺入部が腫脹する	局所炎症をきたす
					皮下へ漏れているのに，漏れていないと観察する（誤観察）	抗菌薬の皮下への漏れへの対応が遅れる	刺入部が腫脹する	局所炎症をきたす

	1-2	点滴落下の速度を調節する	指示どおりの速度で抗菌薬を点滴投与する	点滴速度を調節しない（未調節）	点滴速度を指示どおりにコントロールできない	嘔気・動悸を訴える	―
				点滴速度を速すぎる速度に調節する（誤調節）	予定時間より早く点滴が終了する	嘔気・動悸を訴える	―
	1-3	患者状態を観察する	抗菌薬投与による異常を発見する	患者状態を観察しない（未観察）	アレルギー発現などの異常発見が遅れる	発赤，掻痒感，発汗，悪寒などを訴える	対応してもらうのが遅れるとショック状態となる
				発赤・掻痒感が発現しているのを異常なしと観察する（誤観察）	アレルギー発現などの異常発見が遅れる	発赤，掻痒感，発汗，悪寒などを訴える	対応してもらうのが遅れるとショック状態となる

演習解説(4)-2▶

工程 1-1 "シリンジポンプの開始スイッチを押さない（未押）"という FM による影響を順に考えてみる．①シリンジポンプのスイッチを押さない→②シリンジポンプが動作しない→③降圧剤が流れない→④高血圧状態が続く→⑤降圧剤が必要な状態でそのまま治療が遅れると，高血圧による合併症も発現する．業務への影響は②もしくは③となるが，患者への初期影響としては④の高血圧状態が続くこととなり，緊急高血圧症などでは⑤高血圧による合併症の発現も考えられる．3 次影響の合併症として，どのような状態まで考えるか，頭痛程度か，さらに重症な状態を考えるか，具体的に記載しておくとよい．例として，"呼吸困難，痙攣，意識障害など"を記載した．

工程 1-2 "シリンジポンプの作動ランプ点灯を見ない（未見）"の FM では，1 次影響は"シリンジポンプを開始できない"のではなく，"作動状況を把握できない"である．

作動ランプが点灯しているか否かを把握できないが，"ランプの未見"により降圧剤が投与されないことはない．"未見"により"高血圧状態のコントロールが遅くなる"ことはあり得るが，その後の患者 3 次影響までは必要ない．しかし，"作動ランプが点いていないのを点灯と見る（誤見）"では，降圧剤が流れないこともあるため，患者影響として 3 次影響まで考えられる．

工程 1-3 "モニターで血圧を観察しない（未観察）"の FM では，1 次影響として"低血圧ショック"は起こらない．観察を怠ったことで発生するわけではない．観察する意義は，血圧の変動を見て，すなわち患者の薬剤投与による血圧の変動を把握し（業務の目的），降圧剤の流入速度を調整することにある．"未観察"の FM では"血圧の変動を把握できない"ため患者は"血圧の変動に対応した治療を受けられない"，したがって 3 次影響として"低血圧ショック状態"も考えられる．薬剤投与により"血圧低下（100 以下）状態を変化なしと観察する（誤観察）"では，業務として"必要な降圧剤投与を調節しない"ことにより"血圧低下状態が続き"，3 次影響として"低血圧ショック状態"も考えられる．

（修正例）

職種	小分類	工程No.	単位業務	業務の目的・機能	不具合様式(FM)	1次影響 FMによる業務への影響	2次影響 FMによる患者への初期影響	3次影響 FMによる患者へのその後の影響
看護師	ポンプ作動	1-1	シリンジポンプの開始スイッチを押す	シリンジポンプを作動させる	シリンジポンプの開始スイッチを押さない（未押）	降圧剤が流れない	高血圧状態が続く	高血圧による合併症（呼吸困難，痙攣，意識障害など）
					シリンジポンプの停止スイッチを押す(誤押)	降圧剤が流れない	高血圧状態が続く	高血圧による合併症（呼吸困難，痙攣，意識障害など）
		1-2	シリンジポンプの作動ランプ点灯を見る	シリンジポンプの作動状況を把握する	シリンジポンプの作動ランプ点灯を見ない（未見）	作動状況を把握できない	高血圧状態のコントロールが遅くなる	―
					シリンジポンプの作動ランプが点いていないのを点灯と見る（誤見）	降圧剤が流れない	高血圧状態が続く	高血圧による合併症（呼吸困難，痙攣，意識障害など）
	観察	1-3	モニターで血圧を観察する	薬剤投与による血圧の変動を把握する	モニターで血圧を観察しない（未観察）	血圧の変動を把握できない	血圧の変動に対応した治療を受けられない	低血圧ショック状態（意識障害，呼吸不全など）
					血圧低下（100以下）状態を変化なしと観察する（誤観察）	降圧剤投与を調節しない	血圧低下状態が続く	低血圧ショック状態（意識障害，呼吸不全など）

各要素の評価［演習問題(5)〜(9)］では，各要素の評価基準表を，表 9.7，表 9.11，表 9.13，表 9.14 を参考にして評価する

演習問題(5)：FM の発生頻度 A の評価

➤ 演習問題(5)–1

演習問題(4)-1 で影響を記載した看護師が抗菌薬点滴を開始した後の状態観察の業務工程である．FM の発生頻度の評価点を検討せよ．

工程 No.	単位業務	不具合様式 (FM)	FMの発生頻度A	1次影響 FMによる業務への影響	2次影響 FMによる患者への初期影響	3次影響 FMによる患者へのその後の影響	患者への影響度B	影響の発生確率B′	FMの検知難易度C
1-1	点滴刺入部の状態を観察する	点滴刺入部の状態を観察しない（未観察）		点滴刺入部の異常への対応が遅れる	刺入部が腫脹する	局所炎症をきたす			
		皮下へ漏れているのに，漏れていないと観察する(誤観察)		抗菌薬の皮下への漏れへの対応が遅れる	刺入部が腫脹する	局所炎症をきたす			
1-2	点滴落下の速度を調節する	点滴速度を調節しない(未調節)		点滴速度を指示どおりにコントロールできない	嘔気・動悸を訴える	—			
		点滴速度を速すぎる速度に調節する（誤調節）		予定時間より早く点滴が終了する	嘔気・動悸を訴える	—			
1-3	患者状態を観察する	患者状態を観察しない(未観察)		アレルギー発現などの異常発見が遅れる	発赤，掻痒感，発汗，悪寒などを訴える	対応してもらうのが遅れるとショック状態となる			
		発赤・掻痒感が発現しているのを異常なしと観察する(誤観察)		アレルギー発現などの異常発見が遅れる	発赤，掻痒感，発汗，悪寒などを訴える	対応してもらうのが遅れるとショック状態となる			

► 演習問題(5)-2

　演習問題(4)-2で影響を記載した看護師が高血圧処置として降圧剤をシリンジポンプで注入する場面である．FM の発生頻度の評価点を検討せよ．

工程 No.	単位業務	不具合様式 (FM)	FMの発生頻度 A	1次影響 FMによる業務への影響	2次影響 FMによる患者への初期影響	3次影響 FMによる患者へのその後の影響	患者への影響度 B	影響の発生確率 B′	FMの検知難易度 C
1-1	シリンジポンプの開始スイッチを押す	シリンジポンプの開始スイッチを押さない（未押）		降圧剤が流れない	高血圧状態が続く	高血圧による合併症(呼吸困難,痙攣,意識障害など)			
		シリンジポンプの停止スイッチを押す(誤押)		降圧剤が流れない	高血圧状態が続く	高血圧による合併症(呼吸困難,痙攣,意識障害など)			
1-2	シリンジポンプの作動ランプ点灯を見る	シリンジポンプの作動ランプ点灯を見ない（未見）		作動状況を把握できない	高血圧状態のコントロールが遅くなる	―			
		シリンジポンプの作動ランプが点いていないのを点灯と見る(誤見)		降圧剤が流れない	高血圧状態が続く	高血圧による合併症(呼吸困難,痙攣,意識障害など)			
1-3	モニターで血圧を観察する	モニターで血圧を観察しない（未観察）		血圧の変動を把握できない	血圧の変動に対応した治療を受けられない	低血圧ショック状態(意識障害,呼吸不全など)			
		血圧低下（100以下）状態を変化なしと観察する（誤観察）		降圧剤投与を調節しない	血圧低下状態が続く	低血圧ショック状態(意識障害,呼吸不全など)			

演習解説(5)：FM の発生頻度 A の評価

演習解説(5)-1▶

FM の発生頻度の評価例，評価の考え方を記載する．

工程 1-1 の FM：点滴刺入部の状態を観察しない（未観察）

FM の発生頻度：抗菌薬点滴開始後に点滴刺入部の状態を観察しないことは，めったに発生しないがあり得るので 2 点ということもあろう．

工程 1-1 の FM：皮下へ漏れているのに，漏れていないと観察する（誤観察）

FM の発生頻度：皮下の漏れを見逃すこともめったに発生しないがあり得るので 2 点．

工程 1-2 の FM：点滴速度を調節しない（未調節）

FM の発生頻度：看護師が点滴を開始する時に点滴速度を調節しないことはほとんどないため 1 点．

工程 1-2 の FM：点滴速度を速すぎる速度に調節する（誤調節）

FM の発生頻度：ほとんどの場合，点滴速度を極端に誤ることは少ないが，年に数回はあり得るので 3 点．

工程 1-3 の FM：患者状態を観察しない（未観察）

FM の発生頻度：ほとんどの場合，点滴開始後に患者状態を観察するが，年に数回は観察しないこともあり得るので 3 点．

工程 1-3 の FM：発赤・掻痒感が発現しているのを異常なしと観察する（誤観察）

FM の発生頻度：ほとんどの場合，発赤・掻痒感の発現を異常と観察するが，年に数回は見逃すこともあり得るので 3 点．

（評価例）

工程 No.	単位業務	不具合様式（FM）	FM の発生頻度 A	1 次影響 FM による業務への影響	2 次影響 FM による患者への初期影響	3 次影響 FM による患者へのその後の影響	患者への影響度 B	影響の発生確率 B′	FM の検知難易度 C
1-1	点滴刺入部の状態を観察する	点滴刺入部の状態を観察しない（未観察）	2	点滴刺入部の異常への対応が遅れる	刺入部が腫脹する	局所炎症をきたす			
		皮下へ漏れているのに，漏れていないと観察する(誤観察)	2	抗菌薬の皮下への漏れへの対応が遅れる	刺入部が腫脹する	局所炎症をきたす			
1-2	点滴落下の速度を調節する	点滴速度を調節しない(未調節)	1	点滴速度を指示どおりにコントロールできない	嘔気・動悸を訴える	—			
		点滴速度を速すぎる速度に調節する（誤調節）	3	予定時間より早く点滴が終了する	嘔気・動悸を訴える	—			

1-3	患者状態を観察する	患者状態を観察しない（未観察）	3	アレルギー発現などの異常発見が遅れる	発赤，掻痒感，発汗，悪寒などを訴える	対応してもらうのが遅れるとショック状態となる			
		発赤・掻痒感が発現しているのを異常なしと観察する（誤観察）	3	アレルギー発現などの異常発見が遅れる	発赤，掻痒感，発汗，悪寒などを訴える	対応してもらうのが遅れるとショック状態となる			

演習解説(5)-2▶

工程1-1のFM：シリンジポンプの開始スイッチを押さない（未押）

FMの発生頻度：シリンジポンプのスイッチを押さないことはめったに発生しないので2点.

工程1-1のFM：シリンジポンプの停止スイッチを押す（誤押）

FMの発生頻度：間違えてシリンジポンプの停止スイッチを押すことはほとんど発生しないので1点.

工程1-2のFM：シリンジポンプの作動ランプ点灯を見ない（未見）

FMの発生頻度：シリンジポンプの作動ランプが点灯しているかはまず見るが，見ないこともあり得るので，"めったに発生しない"で2点.

工程1-2のFM：シリンジポンプの作動ランプが点いていないのを点灯と見る（誤見）

FMの発生頻度：シリンジポンプの作動ランプが点灯しているかはまず見るが，見ないこともあり得るので，"めったに発生しない"で2点.

工程1-3のFM：モニターで血圧を観察しない（未観察）

FMの発生頻度：ほとんどの場合，シリンジポンプ開始後にモニターで患者の血圧は観察するため"ほとんど発生しない"で1点.

工程1-3のFM：血圧低下（100以下）状態を変化なしと観察する（誤観察）

FMの発生頻度：ほとんどの場合，血圧低下（100以下）状態を観察すれば，異常状態と観察するが，低血圧状態への変化を認識しないことも考えられるため"時々発生する"として3点.

（評価例）

工程 No.	単位業務	不具合様式 (FM)	FMの発生頻度 A	1次影響 FMによる業務への影響	2次影響 FMによる患者への初期影響	3次影響 FMによる患者へのその後の影響	患者への影響度 B	影響の発生確率 B′	FMの検知難易度 C
1-1	シリンジポンプの開始スイッチを押す	シリンジポンプの開始スイッチを押さない（未押）	2	降圧剤が流れない	高血圧状態が続く	高血圧による合併症（呼吸困難, 痙攣, 意識障害, など）			
		シリンジポンプの停止スイッチを押す(誤押)	1	降圧剤が流れない	高血圧状態が続く	高血圧による合併症（呼吸困難, 痙攣, 意識障害, など）			
1-2	シリンジポンプの作動ランプ点灯を見る	シリンジポンプの作動ランプ点灯を見ない（未見）	2	作動状況を把握できない	高血圧状態のコントロールが遅くなる	—			
		シリンジポンプの作動ランプが点いていないのを点灯と見る(誤見)	2	降圧剤が流れない	高血圧状態が続く	高血圧による合併症（呼吸困難, 痙攣, 意識障害, など）			
1-3	モニターで血圧を観察する	モニターで血圧を観察しない（未観察）	1	血圧の変動を把握できない	血圧の変動に対応した治療を受けられない	低血圧ショック状態(意識障害, 呼吸不全など)			
		血圧低下（100以下）状態を変化なしと観察する（誤観察）	3	降圧剤投与を調節しない	血圧低下状態が続く	低血圧ショック状態(意識障害, 呼吸不全など)			

演習問題（6）：患者への影響度 B の評価

演習問題（7）：影響の発生確率 B′ の評価

演習問題（8）：FM の検知難易度 C の評価

➤ 演習問題（6）・（7）・（8）−1

看護師が抗菌薬点滴を開始した後の状態観察の業務工程である．

患者への影響度 B，影響の発生確率 B′，FM の検知難易度 C の評価点を検討せよ．

3 次影響の記載がない場合には，2 次影響を評価する．

工程No.	単位業務	不具合様式（FM）	FMの発生頻度A	1次影響FMによる業務への影響	2次影響FMによる患者への初期影響	3次影響FMによる患者へのその後の影響	患者への影響度B	影響の発生確率B′	FMの検知難易度C
1-1	点滴刺入部の状態を観察する	点滴刺入部の状態を観察しない（未観察）	2	点滴刺入部の異常への対応が遅れる	刺入部が腫脹する	局所炎症をきたす			
		皮下へ漏れているのに，漏れていないと観察する（誤観察）	2	抗菌薬の皮下への漏れへの対応が遅れる	刺入部が腫脹する	局所炎症をきたす			
1-2	点滴落下の速度を調節する	点滴速度を調節しない（未調節）	1	点滴速度を指示どおりにコントロールできない	嘔気・動悸を訴える	—			
		点滴速度を速すぎる速度に調節する（誤調節）	3	予定時間より早く点滴が終了する	嘔気・動悸を訴える	—			
1-3	患者状態を観察する	患者状態を観察しない（未観察）	3	アレルギー発現などの異常発見が遅れる	発赤，掻痒感，発汗，悪寒などを訴える	対応してもらうのが遅れるとショック状態となる			
		発赤・掻痒感が発現しているのを異常なしと観察する（誤観察）	3	アレルギー発現などの異常発見が遅れる	発赤，掻痒感，発汗，悪寒などを訴える	対応してもらうのが遅れるとショック状態となる			

➤ 演習問題(6)・(7)・(8)−2

看護師が高血圧処置として降圧剤をシリンジポンプで注入する場面である．
患者への影響度 B，影響の発生確率 B′，FM の検知難易度 C の評価点を検討せよ．
3 次影響の記載がない場合には，2 次影響を評価する．

工程No.	単位業務	不具合様式(FM)	FMの発生頻度A	1次影響 FMによる業務への影響	2次影響 FMによる患者への初期影響	3次影響 FMによる患者へのその後の影響	患者への影響度B	影響の発生確率B′	FMの検知難易度C
1-1	シリンジポンプの開始スイッチを押す	シリンジポンプの開始スイッチを押さない（未押）	2	降圧剤が流れない	高血圧状態が続く	高血圧による合併症（呼吸困難，痙攣，意識障害など）			
		シリンジポンプの停止スイッチを押す(誤押)	1	降圧剤が流れない	高血圧状態が続く	高血圧による合併症（呼吸困難，痙攣，意識障害など）			
1-2	シリンジポンプの作動ランプ点灯を見る	シリンジポンプの作動ランプ点灯を見ない（未見）	2	作動状況を把握できない	高血圧状態のコントロールが遅くなる	—			
		シリンジポンプの作動ランプが点いていないのを点灯と見る(誤見)	2	降圧剤が流れない	高血圧状態が続く	高血圧による合併症（呼吸困難，痙攣，意識障害など）			
1-3	モニターで血圧を観察する	モニターで血圧を観察しない（未観察）	1	血圧の変動を把握できない	血圧の変動に対応した治療を受けられない	低血圧ショック状態（意識障害，呼吸不全など）			
		血圧低下（100以下）状態を変化なしと観察する（誤観察）	3	降圧剤投与を調節しない	血圧低下状態が続く	低血圧ショック状態（意識障害，呼吸不全など）			

演習解説（6）：患者への影響度 B の評価

演習解説（7）：影響の発生確率 B′ の評価

演習解説（8）：FM の検知難易度 C の評価

演習解説（6）・（7）・（8）−1▶

患者への影響度，影響の発生確率，FM の検知難易度の評価例，評価の考え方を記載する．

工程 1-1 の FM：点滴刺入部の状態を観察しない（未観察）

患者への影響度：点滴刺入部に漏れなどの異常がある場合，未観察のため処置が遅れ刺入部が腫脹し，3 次影響として局所炎症となることもあり得る．局所炎症では軽微な治療計画の遅れが生じる可能性が高く，“どちらかといえば重大な影響”ということになり 4 点．“かなり重大な影響”が出て，月単位での治療の遅れ，永続的機能障害，後遺症が残る場合もあると考えれば 8 点であるが，そこまでの影響はないであろう．

影響の発生確率：未観察であるとしてもルートを確保できずに点滴を開始すること自体がめったに発生しないため，2 点．

FM の検知難易度：点滴開始直後に未観察の場合，定時観察などにより時々発見はできるが点滴終了後まで未観察を検知できないこともある．影響が出てから FM が分かるので検知は容易ではなく，“時々発見できる”の 3 点．

工程 1-1 の FM：皮下へ漏れているのに，漏れていないと観察する（誤観察）

患者への影響度：抗菌薬が皮下に漏れて，誤観察のため処置が遅れた場合には，未観察と同様に局所炎症となることもあり得るため 4 点．

影響の発生確率：誤観察により皮下への漏れを見逃した場合，局所炎症の影響が出ることは時々発生すると考えれば 3 点．

FM の検知難易度：刺入部の観察により皮下への漏れを最小にすれば局所炎症の影響を最低限に抑えることは可能であるが，誤観察により皮下に多量の抗菌薬が入ってしまえば，局所の腫脹から局所炎症という影響も発生する．影響が出てから誤観察が分かるので，検知は容易ではなく，“時々発見できる”の 3 点．

　　“局所の腫脹が出てその後炎症を起こすと，漏れを見逃したことは容易に分かるので，検知は容易として 1 点”としがちである．しかし，業務の仕組みの中で，FM による影響が出る前に検知できるか否かで考えなければならない．

工程 1-2 の FM：点滴速度を調節しない（未調節）

患者への影響度：点滴速度をコントロールできずに急速静注となると患者は嘔気・動悸を訴えることになるが，対応は治療計画に変更をきたすほどではなく，“どちらかといえば重大でない影響”となり 2 点．

影響の発生確率：未調節で点滴速度をコントロールできずに患者へ影響が出ることは時々発生するため 3 点．

FM の検知難易度：通常は患者ベッドを離れる時に点滴落下状況を見て，未調節であることはかなり発見可能であるため 2 点．

工程 1-2 の FM：点滴速度を速すぎる速度に調節する（誤調節）

患者への影響度：嘔気をきたせば治療は必要になるが，治療計画に変更をきたすほどではなく，"どちらかといえば重大でない影響"となり 2 点．

影響の発生確率：点滴速度を速すぎる速度に調節した場合に，速さの程度にもよるが，嘔気や動悸を訴えることは時々あるため 3 点．

FM の検知難易度：点滴速度を速すぎる速度に調節したとしても，通常は患者ベッドを離れる時や点滴開始後の定期巡視などで，影響が出る前に点滴速度は修正できる．"かなり高い確率で発見できる"と考えて 2 点．

工程 1-3 の FM：患者状態を観察しない（未観察）

患者への影響度：未観察で状態の異常出現時に対応が遅れるとショックなど病態が重症化して，計画外の治療により治療計画が遅れることもあるため"かなり重大な影響"の 8 点．

影響の発生確率：未観察によりショックなどの重大な影響が発生することはほとんどないため 1 点．

FM の検知難易度：通常は患者ベッドを離れる時や点滴開始後の定期巡視などで，ショック状態まで重症化する前に患者の状態を観察していないことは分かるので検知はどちらかといえば容易であるため 2 点．

工程 1-3 の FM：発赤・掻痒感が発現しているのを異常なしと観察する（誤観察）

患者への影響度：誤観察で状態の発赤・掻痒感の出現時に対応が遅れるとショックなど病態が重症化して，計画外の治療により治療計画が遅れることもあるため"かなり重大な影響"の 8 点．

影響の発生確率：発赤・掻痒感の出現時の誤観察でアナフィラキシーショックなどの初期対応が遅れて重大な影響が発生することはめったにないため 2 点．

FM の検知難易度：通常は患者ベッドを離れる時や点滴開始後の定期巡視などで，ショック状態まで重症化する前に異常があることは分かるので検知はどちらかといえば容易であるため 2 点．

（評価例）

工程 No.	単位業務	不具合様式 (FM)	FM の発生頻度 A	1次影響 FM による業務への影響	2次影響 FM による患者への初期影響	3次影響 FM による患者へのその後の影響	患者への影響度 B	影響の発生確率 B′	FM の検知難易度 C
1-1	点滴刺入部の状態を観察する	点滴刺入部の状態を観察しない（未観察）	2	点滴刺入部の異常への対応が遅れる	刺入部が腫脹する	局所炎症をきたす	4	2	3
		皮下へ漏れているのに，漏れていないと観察する（誤観察）	2	抗菌薬の皮下への漏れへの対応が遅れる	刺入部が腫脹する	局所炎症をきたす	4	3	3

1-2	点滴落下の速度を調節する	点滴速度を調節しない（未調節）	1	点滴速度を指示どおりにコントロールできない	嘔気・動悸を訴える	—	2	3	2
		点滴速度を速すぎる速度に調節する（誤調節）	3	予定時間より早く点滴が終了する	嘔気・動悸を訴える	—	2	3	2
1-3	患者状態を観察する	患者状態を観察しない（未観察）	3	アレルギー発現などの異常発見が遅れる	発赤，掻痒感，発汗，悪寒などを訴える	対応してもらうのが遅れるとショック状態となる	8	1	2
		発赤・掻痒感が発現しているのを異常なしと観察する（誤観察）	3	アレルギー発現などの異常発見が遅れる	発赤，掻痒感，発汗，悪寒などを訴える	対応してもらうのが遅れるとショック状態となる	8	2	2

演習解説(6)・(7)・(8)-2▶

工程1-1のFM：シリンジポンプの開始スイッチを押さない（未押）

患者への影響度：降圧剤が流れないと高血圧状態が継続し高血圧による重症合併症も考えられるため "重大な影響" となり8点．この時に "重症" だけでなく，具体的に重症化した場合の病態も記載すると，次の影響度評価の際にブレを防ぐことができる．

影響の発生確率： "スイッチを押さない" FMが重症合併症まで発生することはほとんどないため1点．

FMの検知難易度：スイッチを押さず薬液が流れていないことは，血圧状態が変わらないことで "容易に発見できる" ため1点．

工程1-1のFM：シリンジポンプの停止スイッチを押す（誤押）

患者への影響度：降圧剤が流れないと高血圧状態が継続し高血圧による重症合併症も考えられるため "重大な影響" となり8点．

影響の発生確率： "停止スイッチを押す" FMが重症合併症まで発生することはほとんどないため1点．

FMの検知難易度：停止スイッチを間違えて押したことは，薬液が流れず "容易に発見できる" ため1点．

工程1-2のFM：シリンジポンプの作動ランプ点灯を見ない（未見）

患者への影響度：作動ランプ点灯を見ずに作動を把握していない場合には，高血圧状態のコントロールが遅くなるとしても，治療計画には変更なく "どちらかといえば重大でない影響" の2点．

影響の発生確率：作動ランプ点灯を見ない場合に，作動せずに血圧のコントロールができない状態になることはほとんど発生しないため1点．

FMの検知難易度：血圧，シリンジポンプの作動ランプ点灯は開始後の定時観察でも見るため，発見は容易であり， "かなり高い確率で発見できる" ため2点．

工程1-2のFM：シリンジポンプの作動ランプが点いていないのを点灯と見る（誤見）

患者への影響度：作動ランプが点灯せずに降圧剤が流れないと高血圧状態が継続し高血圧による重症合併症も考えられるため"重大な影響"となり8点.

影響の発生確率：作動ランプの誤見により血圧のコントロールができない状態になることはめったに発生しないため2点.

FMの検知難易度：作動ランプの誤見により薬液が流れていないことは，血圧状態が変わらないことで"容易に発見できる"ため1点.

工程1-3のFM：モニターで血圧を観察しない（未観察）

患者への影響度：モニターで血圧を観察しない（未観察）の場合，血圧の変動に対応した治療を受けらず，降圧剤の影響で低血圧状態から低血圧ショック状態へ重症化することも考えられるため"重大な影響"として8点.

影響の発生確率：降圧剤をシリンジポンプで注入している時に血圧の観察が抜けにより，コントロールできない状況になることはめったに発生しないため2点.

FMの検知難易度：シリンジポンプ注入中は血圧を定時巡視で見るため，発見はかなり容易であるので2点.

工程1-3のFM：血圧低下（100以下）状態を変化なしと観察する（誤観察）

患者への影響度："誤観察"の場合，血圧低下状態が続き低血圧ショック状態へ重症化することも考えられるため"重大な影響"として8点.

影響の発生確率：降圧剤をシリンジポンプで注入している時に血圧の観察が抜けにより，コントロールできない状況になることはめったに発生しないため2点.

FMの検知難易度：シリンジポンプ注入中は血圧を定時巡視で見るため，発見はかなり容易であるので2点.

（評価例）

工程No.	単位業務	不具合様式（FM）	FMの発生頻度A	1次影響 FMによる業務への影響	2次影響 FMによる患者への初期影響	3次影響 FMによる患者へのその後の影響	患者への影響度B	影響の発生確率B′	FMの検知難易度C
1-1	シリンジポンプの開始スイッチを押す	シリンジポンプの開始スイッチを押さない（未押）	2	降圧剤が流れない	高血圧状態が続く	高血圧による合併症（呼吸困難，痙攣，意識障害など）	8	1	1
		シリンジポンプの停止スイッチを押す(誤押)	1	降圧剤が流れない	高血圧状態が続く	高血圧による合併症（呼吸困難，痙攣，意識障害など）	8	1	1

1-2	シリンジポンプの作動ランプ点灯を見る	シリンジポンプの作動ランプ点灯を見ない（未見）	2	作動状況を把握できない	高血圧状態のコントロールが遅くなる	—	2	1	2
		シリンジポンプの作動ランプが点いていないのを点灯と見る（誤見）	2	降圧剤が流れない	高血圧状態が続く	高血圧による合併症（呼吸困難，痙攣，意識障害など）	8	2	1
1-3	モニターで血圧を観察する	モニターで血圧を観察しない（未観察）	1	血圧の変動を把握できない	血圧の変動に対応した治療を受けられない	低血圧ショック状態（意識障害，呼吸不全など）	8	2	2
		血圧低下（100以下）状態を変化なしと観察する（誤観察）	3	降圧剤投与を調節しない	血圧低下状態が続く	低血圧ショック状態（意識障害，呼吸不全など）	8	2	2

演習問題(9)：FM の危険度の評価

FM を引き起こした場合，患者に何らかの影響が出る．その危険度（RPN：Risk Priority Number）を "FM の発生頻度"，"患者への影響度"，"影響の発生確率"，"FM の検知難易度" の四つの積として表す．どの FM を検討して対策を立てるか，危険度の大きい順に優先順位を決める．

▶ 演習問題(9)-1

FM の各要素を評価した看護師が抗菌薬点滴を開始した後の状態観察の業務工程である．FM の危険度を評価せよ．

工程No.	単位業務	不具合様式(FM)	FMの発生頻度A	1次影響 FMによる業務への影響	2次影響 FMによる患者への初期影響	3次影響 FMによる患者へのその後の影響	患者への影響度B	影響の発生確率B′	FMの検知難易度C	危険度 A×B×B′×C
1-1	点滴刺入部の状態を観察する	点滴刺入部の状態を観察しない（未観察）	2	点滴刺入部の異常への対応が遅れる	刺入部が腫脹する	局所炎症をきたす	4	2	3	
		皮下へ漏れているのに，漏れていないと観察する（誤観察）	2	抗菌薬の皮下への漏れへの対応が遅れる	刺入部が腫脹する	局所炎症をきたす	4	3	3	
1-2	点滴落下の速度を調節する	点滴速度を調節しない（未調節）	1	点滴速度を指示どおりにコントロールできない	嘔気・動悸を訴える	—	2	3	2	
		点滴速度を速すぎる速度に調節する（誤調節）	3	予定時間より早く点滴が終了する	嘔気・動悸を訴える	—	2	3	2	
1-3	患者状態を観察する	患者状態を観察しない（未観察）	3	アレルギー発現などの異常発見が遅れる	発赤，掻痒感，発汗，悪寒などを訴える	対応してもらうのが遅れるとショック状態となる	8	1	2	
		発赤・掻痒感が発現しているのを異常なしと観察する（誤観察）	3	アレルギー発現などの異常発見が遅れる	発赤，掻痒感，発汗，悪寒などを訴える	対応してもらうのが遅れるとショック状態となる	8	2	2	

▶ 演習問題(9)-2

FM の各要素を評価した看護師が高血圧処置として降圧剤をシリンジポンプで注入する場面である．FM の危険度を評価せよ．

工程No.	単位業務	不具合様式(FM)	FMの発生頻度A	1次影響 FMによる業務への影響	2次影響 FMによる患者への初期影響	3次影響 FMによる患者へのその後の影響	患者への影響度B	影響の発生確率B′	FMの検知難易度C	危険度A×B×B′×C
1-1	シリンジポンプの開始スイッチを押す	シリンジポンプの開始スイッチを押さない(未押)	2	降圧剤が流れない	高血圧状態が続く	高血圧による合併症(呼吸困難，痙攣，意識障害など)	8	1	1	
		シリンジポンプの停止スイッチを押す(誤押)	1	降圧剤が流れない	高血圧状態が続く	高血圧による合併症(呼吸困難，痙攣，意識障害など)	8	1	1	
1-2	シリンジポンプの作動ランプ点灯を見る	シリンジポンプの作動ランプ点灯を見ない(未見)	2	作動状況を把握できない	高血圧状態のコントロールが遅くなる	―	2	1	2	
		シリンジポンプの作動ランプが点いていないのを点灯と見る(誤見)	2	降圧剤が流れない	高血圧状態が続く	高血圧による合併症(呼吸困難，痙攣，意識障害など)	8	2	1	
1-3	モニターで血圧を観察する	モニターで血圧を観察しない(未観察)	1	血圧の変動を把握できない	血圧の変動に対応した治療を受けられない	低血圧ショック状態(意識障害，呼吸不全など)	8	2	2	
		血圧低下(100以下)状態を変化なしと観察する(誤観察)	3	降圧剤投与を調節しない	血圧低下状態が続く	低血圧ショック状態(意識障害，呼吸不全など)	8	2	2	

演習解説（9）：FM の危険度の評価

"FM の危険度" の評価例である．

演習解説（9）-1▶

工程No.	単位業務	不具合様式（FM）	FMの発生頻度A	1次影響 FMによる業務への影響	2次影響 FMによる患者への初期影響	3次影響 FMによる患者へのその後の影響	影響度B 患者への	影響の発生確率B′	難易度C FMの検知	危険度A×B×B′×C
1-1	点滴刺入部の状態を観察する	点滴刺入部の状態を観察しない（未観察）	2	点滴刺入部の異常への対応が遅れる	刺入部が腫脹する	局所炎症をきたす	4	2	3	48
		皮下へ漏れているのに，漏れていないと観察する（誤観察）	2	抗菌薬の皮下への漏れへの対応が遅れる	刺入部が腫脹する	局所炎症をきたす	4	3	3	72
1-2	点滴落下の速度を調節する	点滴速度を調節しない（未調節）	1	点滴速度を指示どおりにコントロールできない	嘔気・動悸を訴える	―	2	3	2	12
		点滴速度を速すぎる速度に調節する(誤調節)	3	予定時間より早く点滴が終了する	嘔気・動悸を訴える	―	2	3	2	36
1-3	患者状態を観察する	患者状態を観察しない（未観察）	3	アレルギー発現などの異常発見が遅れる	発赤，掻痒感，発汗，悪寒などを訴える	対応してもらうのが遅れるとショック状態となる	8	1	2	48
		発赤・掻痒感が発現しているのを異常なしと観察する（誤観察）	3	アレルギー発現などの異常発見が遅れる	発赤，掻痒感，発汗，悪寒などを訴える	対応してもらうのが遅れるとショック状態となる	8	2	2	96

演習解説(9)-2▶

工程No.	単位業務	不具合様式(FM)	FMの発生頻度A	1次影響 FMによる業務への影響	2次影響 FMによる患者への初期影響	3次影響 FMによる患者へのその後の影響	患者への影響度B	影響の発生確率B′	FMの検知難易度C	危険度A×B×C
1-1	シリンジポンプの開始スイッチを押す	シリンジポンプの開始スイッチを押さない(未押)	2	降圧剤が流れない	高血圧状態が続く	高血圧による合併症(呼吸困難，痙攣，意識障害など)	8	1	1	16
		シリンジポンプの停止スイッチを押す(誤押)	1	降圧剤が流れない	高血圧状態が続く	高血圧による合併症(呼吸困難，痙攣，意識障害など)	8	1	1	8
1-2	シリンジポンプの作動ランプ点灯を見る	シリンジポンプの作動ランプ点灯を見ない(未見)	2	作動状況を把握できない	高血圧状態のコントロールが遅くなる	—	2	1	2	8
		シリンジポンプの作動ランプが点いていないのを点灯と見る(誤見)	2	降圧剤が流れない	高血圧状態が続く	高血圧による合併症(呼吸困難，痙攣，意識障害など)	8	2	1	32
1-3	モニターで血圧を観察する	モニターで血圧を観察しない(未観察)	1	血圧の変動を把握できない	血圧の変動に対応した治療を受けられない	低血圧ショック状態(意識障害，呼吸不全など)	8	2	2	32
		血圧低下(100以下)状態を変化なしと観察する(誤観察)	3	降圧剤投与を調節しない	血圧低下状態が続く	低血圧ショック状態(意識障害，呼吸不全など)	8	2	2	96

演習問題(10)とその解説：FMEA（全体を通して）（その1）

演習(1)〜(6)の全体を通して演習する.

　FMEA分析で選定する業務は，事故の頻度は高くないが，ひとたび発生すると，患者に対する影響は極めて大きく，結果として，病院にとっても甚大な悪い影響を及ぼす業務である.

▶ 演習問題(10)-1

　呼吸不全の患者に対する気管内挿管の場面である．"業務の目的・機能"，"不具合様式(FM)"，"1次影響"，"2次影響"，"3次影響"の不適切な記載を追記・修正せよ.

職種	小分類	工程No.	単位業務	業務の目的・機能	不具合様式(FM)	FMの発生頻度A	1次影響 FMによる業務への影響	2次影響 FMによる患者への初期影響	3次影響 FMによる患者へのその後の影響	患者への影響度B	影響の発生確率B′	難易度C FMの検知	危険度A×B×B′×C
医師	挿管	1-1	気管内チューブを挿入する	換気経路を確保する	換気経路を確保しない（未確保）		人工呼吸を開始できない	呼吸不全状態が続く	低酸素状態				
					換気経路を間違って確保する（誤確保）		換気できず，再挿入	呼吸不全の改善が遅くなる（分単位程度）	—				
		1-2	カフにシリンジで加圧する	気管からのエアーリークを防ぐ	カフにシリンジで加圧しない（未加圧）		隙間から空気が漏れる	人工呼吸器装着後も呼吸不全状態が続く	低酸素状態				
					カフにシリンジで不十分に加圧する（誤加圧）		隙間から空気が漏れる	人工呼吸器装着後も呼吸不全状態の改善が遅れる	—				
		1-3	両肺の換気を聴診する	チューブの位置を確認する	両肺を聴診せず片肺を聴診する（未聴診）		換気不十分を把握できない	一側の肺だけが換気される状態	片肺換気による低酸素血症				
					両肺の換気を間違って聴診する（誤聴診）		換気不十分に気づかない	呼吸不全状態が続く	低酸素血症				

演習解説(10)-1▶

工程 1-1 "換気経路を確保しない（未確保）", "換気経路を間違って確保する（誤確保）" を FM としているが, 単位業務は "気管内チューブを挿入する" であるから, FM は単位業務の "挿入" に対する "未挿入" と "誤挿入" を記載する. "誤挿入" に関しては, どう間違えたのか, 具体的に記載する.

工程 1-3 "両肺を聴診せず片肺を聴診する（未聴診）" とあるが, この FM は誤聴診である.

"両肺の換気を間違って聴診する（誤聴診）" とあるが, どう間違えたのかが不明であり, "片肺聴診" など具体的に記載する.

（修正例）

職種	小分類	工程 No.	単位業務	業務の目的・機能	不具合様式（FM）	FMの発生頻度A	1次影響 FMによる業務への影響	2次影響 FMによる患者への初期影響	3次影響 FMによる患者へのその後の影響	影響度B	患者への影響度B′	影響の発生確率C	FMの検知難易度C	危険度A×B×B′×C
医師	挿管	1-1	気管内チューブを挿入する	換気経路を確保する	気管内チューブを挿入しない（未挿入）		人工呼吸を開始できない	呼吸不全状態が続く	低酸素状態					
					気管内チューブを食道に挿入する（誤挿入）		換気できず, 再挿入	呼吸不全の改善が遅くなる（分単位程度）	―					
		1-2	カフにシリンジで加圧する	気管からのエアーリークを防ぐ	カフにシリンジで加圧しない（未加圧）		隙間から空気が漏れる	人工呼吸器装着後も呼吸不全状態が続く	低酸素状態					
					カフにシリンジで不十分に加圧する（誤加圧）		隙間から空気が漏れる	人工呼吸器装着後も呼吸不全状態の改善が遅れる	―					
		1-3	両肺の換気を聴診する	チューブの位置を確認する	両肺の換気を聴診しない（未聴診）		換気不十分を把握できない	換気不十分の場合に修正されない	低酸素血症					
					片肺の換気を両肺の換気と聴診する（誤聴診）		片肺挿管に気づかない	一側の肺だけが換気される状態	片肺換気による低酸素血症					

▶ 演習問題(10)–2

演習解説(10)-1 で作成したワークシートで "FM の発生頻度 A"，"患者への影響度 B"，"影響の発生確率 B′"，"FM の検知難易度 C" を評価して，"危険度 A×B×B′×C" を算出せよ．

評価点数を記入する順番

① "FM の発生頻度 A" 1-1〜1-3 まで，縦に評価する．

② 一つの FM ごとに，"患者への影響度 B"，"影響の発生確率 B′"，"FM の検知難易度 C" を記入する．

③ "危険度 A×B×B′×C" を算出する（Excel 表であれば自動算出可能）．

職種	小分類	工程No.	単位業務	業務の目的・機能	不具合様式（FM）	FMの発生頻度A	1次影響 FMによる業務への影響	2次影響 FMによる患者への初期影響	3次影響 FMによる患者へのその後の影響	患者への影響度B	影響の発生確率B′	FMの検知難易度C	危険度A×B×B′×C
医師	挿管	1-1	気管内チューブを挿入する	換気経路を確保する	気管内チューブを挿入しない（未挿入）	①	人工呼吸を開始できない	呼吸不全状態が続く	低酸素状態	②		→③	
					気管内チューブを食道に挿入する（誤挿入）		換気できず，再挿入	呼吸不全の改善が遅くなる（分単位程度）	—				
		1-2	カフにシリンジで加圧する	気管からのエアーリークを防ぐ	カフにシリンジで加圧しない（未加圧）		隙間から空気が漏れる	人工呼吸器装着後も呼吸不全状態が続く	低酸素状態				
					カフにシリンジで不十分に加圧する（誤加圧）		隙間から空気が漏れる	人工呼吸器装着後も呼吸不全状態の改善が遅れる	—				
		1-3	両肺の換気を聴診する	チューブの位置を確認する	両肺の換気を聴診しない（未聴診）		換気不十分な把握できない	換気不十分の場合に修正されない	低酸素血症				
					片肺の換気を両肺の換気と聴診する（誤聴診）	↓	片肺挿管に気づかない	一側の肺だけが換気される状態	片肺換気による低酸素血症				↓

演習解説(10)-2▶

評価基準を参考に各項目点数の評価例を記載すると，対策すべき FM の優先順位は

1　片肺の換気を両肺の換気と聴診する（誤聴診）

2　両肺の換気を聴診しない（未聴診）

　　カフにシリンジで加圧しない（未加圧）

となった．事例のチームでは気管挿管後の聴診を確実に行うため，誤聴診，未聴診，未加圧となる要因・原因を分析し対策を講じるか，検討が必要である．

（評価例）

職種	小分類	工程No.	単位業務	業務の目的・機能	不具合様式（FM）	FMの発生頻度A	1次影響FMによる業務への影響	2次影響FMによる患者への初期影響	3次影響FMによる患者へのその後の影響	患者への影響度B	影響の発生確率B′	FMの検知難易度C	危険度B×B′×C×A×
医師	挿管	1-1	気管内チューブを挿入する	換気経路を確保する	気管内チューブを挿入しない（未挿入）	1	人工呼吸を開始できない	呼吸不全状態が続く	低酸素状態	8	4	1	32
					気管内チューブを食道に挿入する（誤挿入）	3	換気できず，再挿入	呼吸不全の改善が遅くなる（分単位程度）	—	2	4	1	24
		1-2	カフにシリンジで加圧する	気管からのエアーリークを防ぐ	カフにシリンジで加圧しない（未加圧）	1	隙間から空気が漏れる	人工呼吸器装着後も呼吸不全状態が続く	低酸素状態	8	4	2	64
					カフにシリンジで不十分に加圧する（誤加圧）	2	隙間から空気が漏れる	人工呼吸器装着後も呼吸不全状態の改善が遅れる	—	4	3	2	48
		1-3	両肺の換気を聴診する	チューブの位置を確認する	両肺の換気を聴診しない（未聴診）	2	換気不十分を把握できない	換気不十分の場合に修正されない	低酸素血症	8	2	2	64
					片肺の換気を両肺の換気と聴診する（誤聴診）	2	片肺挿管に気づかない	一側の肺だけが換気される状態	片肺換気による低酸素血症	8	3	2	96

演習問題(11)とその解説：FMEA（全体を通して）（その2）

手術時，止血等のために使用するガーゼを腹腔内に遺残させてしまう医療事故は，いまだに報告されている．以下は手術室看護師の業務工程の一部である．

➤ 演習問題(11)-1

手術が終わって，使用したガーゼの枚数を確認した後の単位業務の一部である．
業務の目的・機能記載せよ．

職種	大分類	小分類	工程No.	単位業務	業務の目的・機能	不具合様式(FM)	発生頻度A	1次影響 FMによる業務への影響	2次影響 FMによる患者への初期影響	3次影響 FMによる患者へのその後の影響	影響度B	発生確率B′	難易度C	FMの検知	危険度A×B×B′×C
医師	手術	閉創準備	1-1	腹腔内を洗浄する											
			1-2	術野に使用器材の遺残がないことを見る											
			1-3	ドレーンを留置する											

演習解説(11)-1➤

目的・機能の記載例を示す．
（記載例）

職種	大分類	小分類	工程No.	単位業務	業務の目的・機能	不具合様式(FM)	発生頻度A	1次影響 FMによる業務への影響	2次影響 FMによる患者への初期影響	3次影響 FMによる患者へのその後の影響	影響度B	発生確率B′	難易度C	FMの検知	危険度A×B×B′×C
医師	手術	閉創準備	1-1	腹腔内を洗浄する	腹腔内汚染を除去する										
			1-2	術野に使用器材の遺残がないことを見る	術中に使用した医療器材を回収する										
			1-3	ドレーンを留置する	浸出液・漏出液を排出する										

➤ 演習問題(11)–2

　"未実施"，"誤実施"の二つの方向で考えて，不具合様式（FM）を記載せよ．"誤実施"は，どう間違えたのかを具体的に記載する．

職種	大分類	小分類	工程No.	単位業務	業務の目的・機能	不具合様式（FM）	FMの発生頻度A	1次影響 FMによる業務への影響	2次影響 FMによる患者への初期影響	3次影響 FMによる患者へのその後の影響	影響度B	患者への影響の発生確率B′	FMの検知難易度C	B×B′×C	危険度A×B×B′×C
医師	手術	閉創準備	1-1	腹腔内を洗浄する	腹腔内汚染を除去する										
			1-2	術野に使用器材の遺残がないことを見る	術中に使用した医療器材を回収する										
			1-3	ドレーンを留置する	浸出液・漏出液を排出する										

不具合様式（FM）の記載例を示す.

（記載例）

職種	大分類	小分類	工程No.	単位業務	業務の目的・機能	不具合様式（FM）	FMの発生頻度A	1次影響 FMによる業務への影響	2次影響 FMによる患者への初期影響	3次影響 FMによる患者へのその後の影響	患者への影響度B	影響の発生確率B′	FMの検知難易度C	危険度 A×B×B′×C
医師	手術	閉創準備	1-1	腹腔内を洗浄する	腹腔内汚染を除去する	腹腔内を洗浄しない（未洗浄）								
						腹腔内を必要量より少なく洗浄する（誤洗浄）								
			1-2	術野に使用器材の遺残がないことを見る	術中に使用した医療器材を回収する	術野に使用器材の遺残がないことを見ない（未見）								
						術野に使用器材の遺残があるのにないと見る（誤見）								
			1-3	ドレーンを留置する	浸出液・漏出液を排出する	・ドレーンを留置しない（未留置）								
						ドレーンを浅い位置に留置する（誤留置）								

➤ 演習問題(11)–3

　各 FM による 1 次影響，2 次影響，3 次影響を記載せよ．患者への影響は 3 次影響がない場合もある．

職種	大分類	小分類	工程No.	単位業務	業務の目的・機能	不具合様式（FM）	FMの発生頻度A	1次影響FMによる業務への影響	2次影響FMによる患者への初期影響	3次影響FMによる患者へのその後の影響	患者への影響度B	影響の発生確率B′	FMの検知難易度C	危険度A×B×B′×C
医師	手術	閉創準備	1-1	腹腔内を洗浄する	腹腔内汚染を除去する	腹腔内を洗浄しない（未洗浄）								
						腹腔内を必要量より少なく洗浄する（誤洗浄）								
			1-2	術野に使用器材の遺残がないことを見る	術中に使用した医療器材を回収する	術野に使用器材の遺残がないことを見ない（未見）								
						術野に使用器材の遺残があるのにないと見る（誤見）								
			1-3	ドレーンを留置する	浸出液・漏出液を排出する	ドレーンを留置しない（未留置）								
						ドレーンを浅い位置に留置する（誤留置）								

演習解説(11)-3▶

各 FM による 1 次影響，2 次影響，3 次影響の記載例を示す．

（記載例）

職種	大分類	小分類	工程No.	単位業務	業務の目的・機能	不具合様式（FM）	FMの発生頻度A	1次影響FMによる業務への影響	2次影響FMによる患者への初期影響	3次影響FMによる患者へのその後の影響	影響度B	患者への影響の発生確率B′	FMの検知難易度C	危険度A×B×B′×C
医師	手術	閉創準備	1-1	腹腔内を洗浄する	腹腔内汚染を除去する	腹腔内を洗浄しない（未洗浄）		腹腔内汚染を残す	術後腹部不快感，無症状もあり	術後腹膜炎などを発症				
						腹腔内を必要量より少なく洗浄する（誤洗浄）		腹腔内汚染を残す	術後腹部不快感，無症状もあり	術後腹膜炎などを発症				
			1-2	術野に使用器材の遺残がないことを見る	術中に使用した医療器材を回収する	術野に使用器材の遺残がないことを見ない（未見）		術野に医療器材を残していても閉腹する	術後腹部不快感，無症状もあり	術後腹膜炎などを発症				
						術野に使用器材の遺残があるのにないと見る（誤見）		術野に医療器材を残して閉腹する	術後腹部不快感，無症状もあり	術後腹膜炎などを発症				
			1-3	ドレーンを留置する	浸出液・漏出液を排出する	ドレーンを留置しない（未留置）		浸出液・漏出液を排出できない	腹水貯留による浮腫・腹痛	腹水穿刺など追加処置による侵襲				
						ドレーンを浅い位置に留置する（誤留置）		不十分な浸出液・漏出液排出となる	腹水貯留による浮腫・腹痛	術後回復の遅れ				

► 演習問題(11)–4

"FM の発生頻度 A"，"患者への影響度 B"，"影響の発生確率 B′"，"FM の検知難易度 C"を評価して，"危険度 A×B×B′×C"を算出せよ．

評価点数を記入する順番

① "FM の発生頻度 A" 1-1～1-3 まで，縦に評価する．

② 一つの FM ごとに，"患者への影響度 B"，"影響の発生確率 B′"，"FM の検知難易度 C"を記入する．

③ "危険度 A×B×B′×C"を算出する（Excel 表であれば自動算出可能）．

職種	大分類	小分類	工程 No.	単位業務	業務の目的・機能	不具合様式（FM）	FM の発生頻度 A	1 次影響 FM による業務への影響	2 次影響 FM による患者への初期影響	3 次影響 FM による患者へのその後の影響	患者への影響度 B	影響の発生確率 B′	FM の検知難易度 C	危険度 A×B×B′×C
医師	手術	閉創準備	1-1	腹腔内を洗浄する	腹腔内汚染を除去する	腹腔内を洗浄しない（未洗浄）	①	腹腔内汚染を残す	術後腹部不快感，無症状もあり	術後腹膜炎などを発症	② →			③
						腹腔内を必要量より少なく洗浄する（誤洗浄）		腹腔内汚染を残す	術後腹部不快感，無症状もあり	術後腹膜炎などを発症				
			1-2	術野に使用器材の遺残がないことを見る	術中に使用した医療器材を回収する	術野に使用器材の遺残がないことを見ない（未見）		術野に医療器材を残していても閉腹する	術後腹部不快感，無症状もあり	術後腹膜炎などを発症				
						術野に使用器材の遺残があるのにないと見る（誤見）		術野に医療器材を残して閉腹する	術後腹部不快感，無症状もあり	術後腹膜炎などを発症				
			1-3	ドレーンを留置する	浸出液・漏出液を排出する	ドレーンを留置しない（未留置）		浸出液・漏出液を排出できない	腹水貯留による浮腫・腹痛	腹水穿刺など追加処置による侵襲				
						ドレーンを浅い位置に留置する（誤留置）	↓	不十分な浸出液・漏出液排出となる	腹水貯留による浮腫・腹痛	術後回復の遅れ				↓

演習解説(11)-4▶

　"FM の発生頻度 A"，"患者への影響度 B"，"影響の発生確率 B″"，"FM の検知難易度 C"，"危険度 A×B×B′×C" 評価例を示す．

（評価例）

職種	大分類	小分類	工程No.	単位業務	業務の目的・機能	不具合様式(FM)	FMの発生頻度A	1次影響 FMによる業務への影響	2次影響 FMによる患者への初期影響	3次影響 FMによる患者へのその後の影響	患者への影響度B	影響の発生確率B′	FMの検知難易度C	危険度A×B×B′×C
医師	手術	閉創準備	1-1	腹腔内を洗浄する	腹腔内汚染を除去する	腹腔内を洗浄しない（未洗浄）	1	腹腔内汚染を残す	術後腹部不快感，無症状もあり	術後腹膜炎などを発症	4	2	1	8
						腹腔内を必要量より少なく洗浄する（誤洗浄）	2	腹腔内汚染を残す	術後腹部不快感，無症状もあり	術後腹膜炎などを発症	4	1	1	8
			1-2	術野に使用器材の遺残がないことを見る	術中に使用した医療器材を回収する	術野に使用器材の遺残がないことを見ない（未見）	1	術野に医療器材を残していても閉腹する	術後腹部不快感，無症状もあり	術後腹膜炎などを発症	4	2	2	16
						術野に使用器材の遺残があるのにないと見る（誤見）	2	術野に医療器材を残して閉腹する	術後腹部不快感，無症状もあり	術後腹膜炎などを発症	4	3	2	48
			1-3	ドレーンを留置する	浸出液・漏出液を排出する	ドレーンを留置しない（未留置）	2	浸出液・漏出液を排出できない	腹水貯留による浮腫・腹痛	腹水穿刺など追加処置による侵襲	4	3	1	24
						ドレーンを浅い位置に留置する（誤留置）	3	不十分な浸出液・漏出液排出となる	腹水貯留による浮腫・腹痛	術後回復の遅れ	2	2	2	24

　この工程で対策をすべき FM は，単位業務 "術野に使用器材の遺残がないことを見る" に対する FM "術野に使用器材の遺残があるのにないと見る（誤見）" となった．

　分析チームは FMEA 分析結果を病院管理者に提出し，患者への影響が大きい FM を未然に防止し，甚大な被害が発生しないように対策を検討する必要がある．

12. FMEA 事例とその後の対策

事 例

薬剤（内服・外用・注射）の安全な管理を徹底する

練馬総合病院では，1996 年より MQI（Medical Quality Improvement：医療の質向上）活動を実施し，職種横断的に医療の質向上に向けた活動に取り組んでいる．1999 年には，安全をテーマにした活動の中で，FTA, FMEA という信頼性手法を取り入れた活動を展開するチームも出てきた．輸血，注射，内服，抗がん剤，CT・MRI，手術，人工呼吸器，内視鏡などの業務で，FMEA を活用して，患者と物の確認を確実にする院内の仕組みを構築し，運用手順を見直した．

2000 年の MQI 活動で，医師，病棟看護師および薬剤師によるチームが "薬剤（内服・外用・注射）の安全な管理を徹底する" をテーマに活動した．MQI 活動では FMEA の結果から危険度の高い FM に対策を立てた．特に危険度の高い FM が多く抽出された注射薬業務工程で対策を強化した．現在の電子カルテ導入時に，危険度の高い FM に対応した認証システムを導入した．さらにインシデント報告も多い注射薬業務工程は，詳細な業務フロー図を作成している[5]．以下に，FMEA 実施後の対策[6] への展開を紹介する．

（1）"内服薬業務" の分析結果と対策

2000 年の MQI 活動では，以下を危険度の高い対策の対象とすべき FM として抽出し，関係者で対策を検討し実行した．

① 持参薬

FM：看護師がカーデックスへの持参薬の記録を抜かす．

→ 要因：1 患者から持参薬を聴取する際，他職員がカーデックス使用中には転記できない．

2 持参薬情報の処理は担当者に任され，手順を明文化していない．

→ **対策**：1 カーデックスへの転記を止め，"持参薬一覧シート"（図 12.1）を作成する．

2 "持参薬一覧シート" に医師指示も含めた情報を一元化し，手順書（表 12.1）を作成し，持参薬取り扱いを標準化する．

② 処方薬中止

FM：看護師が中止薬を取り除かない．

→ 要因：処方中止指示後の手順を明文化していない．

→ **対策**：中止薬を取り除き，確実に薬剤科に返品する（看護師）．

---

[5] 飯田修正，成松亮編著(2017)：業務フローモデルを用いた薬剤業務の質保証，篠原出版新社

[6] 当時は，まだ，第Ⅲ編に記述した FMEA I, FMEA II と段階的に分ける考え方はなかったので，問題（FM とその要因）に対する改善策を逐次実施していた．

中止薬が返品されたことを確認する（薬剤師）.

③ 退院処方

FM：看護師が退院時，退院処方を患者に渡さない.

→ 要因：退院処方薬の置き場所が一定でなく，退院処方薬があることを把握しない.

→ **対策**："退院処方薬置き場"を作成し，退院処方薬の有無を容易に把握し，退院時処方薬を確実に渡せるようにした.

持参薬一覧	持参薬内容確認日( )月( )日 確認者サイン( ) 氏名( )殿						
	薬品名	用法用量	薬 効	他院薬	今後の継続	内服切れ	今後の処方
1				☐	継続・中止	／	当院・他院
2				☐	継続・中止	／	当院・他院
3				☐	継続・中止	／	当院・他院
4				☐	継続・中止	／	当院・他院
5				☐	継続・中止	／	当院・他院
6				☐	継続・中止	／	当院・他院
7				☐	継続・中止	／	当院・他院
8				☐	継続・中止	／	当院・他院
9				☐	継続・中止	／	当院・他院
10				☐	継続・中止	／	当院・他院

当院処方時　主治医処方 ・ 他科依頼

図 12.1 持参薬一覧シート

表 12.1 持参薬業務手順

Why	Who	When	Where	What	How
持参薬把握	看護師	入院時	持参薬シート	薬剤名・薬効	記入する
	看護師	入院時	持参薬シート	用法・用量	記入する
	看護師	入院時	持参薬シート	処方切れ日	記入する
	看護師	薬剤名不明時	薬剤科	薬剤名・薬効	調べる
継続・中止指示	看護師	入院時	持参薬シート	継続・中止	医師に確認をとる
	医 師	入院時	持参薬シート	継続・中止	記入する
今後の処方先の指示	看護師	入院時	持参薬シート	今後の処方	医師に確認をとる
	医 師	入院時	持参薬シート	今後の処方	記入する
	医 師	入院時	持参薬シート	当院処方時，何科で処方するか	記入する
シート記入責任の明確化	看護師	シート記入後	持参薬シート	サイン	記入する
持参薬終了時の対応の明確化	医 師	持参薬終了時	入院科	持参薬	処方する
	医 師	持参薬終了時	入院科	他科依頼	記入する
	看護師	持参薬終了時	院 外	家に残っている持参薬	患者家族に持参してもらう

(2)　"注射薬業務" FMEA 分析結果と対策

対策の対象とすべき FM を抽出し，対策を検討し実施した．

①　抗がん剤

FM：医師が抗がん剤残量のチェックを抜かす．

→　要因：抗がん剤調製の手順を明文化していない．

→　**対策**：医師が実施前に抗がん剤用量・残量を確認する手順を明文化する．
使用した抗がん剤バイアルをビニール袋に密閉して取り置き，医師が抗がん剤残量から実際の投与量が正しいことを確認した後に，投与する手順を標準化した．

→　**その後の対策**：FM に関連する業務工程そのものを見直した．
薬剤師が薬剤科無菌室安全キャビネットで抗がん剤をシリンジに抜き取った後，別の薬剤師が薬液目盛りをダブルチェックし，ミキシングする手順に変更した．

②　中止・変更時

FM：看護師が注射薬準備で指示変更を見逃す．

→　要因：看護師に指示変更が伝わらない．
（当時は電子カルテ導入前で，医師はオーダリングシステムに指示変更を入力すると病棟に指示書が印刷される仕組みであった．医師は指示変更時に紙カルテに "指示棒を立てる" 手順であった．）

→　**対策**：指示書と注射処方箋の番号を枝番号（変更回数）まで照合する．
オーダリングシステムでは，指示変更のたびに印刷される指示書番号の枝番号が "-01"，"-02" …と増えていく仕組みであったため，当日ミキシング前に最新の指示書番号の枝番号と注射薬に添付してある注射処方箋の指示書番号が異なるときには，"指示変更あり" として対応することを手順とした．
しかし，人間の目による細かい番号の照合手順の徹底は難しく，思い込みによる間違いも発生した．

→　**その後の対策**：看護師がミキシング前に "注射処方箋（Rp）番号バーコード"，"注射薬本体バーコード"，"注射薬に貼付する患者名・薬剤名などの情報ラベルバーコード" による，薬剤認証システムを使用している．薬剤認証システムは電子カルテ内の最新の注射指示を照合するため，指示変更・中止の際には，バーコードを読み取った際にタブレット画面に "×" が表示され，機械的に照合できる仕組みである．

③　投与実施時の患者確認

FM：看護師が投与時，類似名の患者と間違える．

→　要因：患者確認の手順の不遵守．

→　**対策**：ベッドサイドで，"注射処方箋の氏名"，"ベッドネーム" および "呼名" で照合する手順を徹底する．
患者確認方法を "患者本人に名乗らせる" 方法に変更した．しかし，名乗れない状態の患者も多く，診察券による代替確認方法などの手順の徹底は難しく，患者誤認が発生した．

→　**その後の対策**：リストバンドを用いた 3 点認証システムを導入した．看護師が "リストバンドバーコード"，"注射処方箋バーコード"，"注射薬に貼付した情報ラベルバーコード" の 3 点による認証システムである．3 点の患者氏名が同一でないときには，タブレット画面に "×" が表示され，照合できる仕組みである．3 点認証システムは電子カルテ内の最新の注射指示を照合するため，患者氏名の照合だけでなく，薬剤認証後の指示変更にも対応し，変更への対応がなければ "×" が表示される．

(3)　現在の注射薬業務フロー

　全日本病院協会医療の質向上委員会質保証プロジェクト "薬剤業務の質保証" で作成した "当院の電子カルテ導入後の定時注射薬業務フローの概要図" を示す（図 12.2）．業務フローは，概要フロー図から "医師処方指示"，"薬剤師処方監査"，"薬剤師注射処方箋・ラベル発行"，"看護師指示受け"，"看護師投与・観察・記録" などの詳細フロー図に展開する．

(4)　残された課題

　危険度の高い注射薬業務は，認証システム導入により FM の未然防止対策を講じた．

　一方，内服薬業務は調剤機器の機械化や調剤監査システムの導入などは進んだが，患者への投薬場面では，その後も運用手順の変更と周知を図るにとどまっている．

　RCA（根本原因分析）も実施しているが，"持参薬の投与漏れ" や "退院処方の渡し漏れ" などのインシデントが発生している．作用の強力な内服・外用薬等に関する危険度の高い FM の有効な対策の実施が課題である．

概要図

定時注射(麻薬・抗がん剤・特殊製剤以外)
電子カルテ使用　自動注射薬払出し装置なし

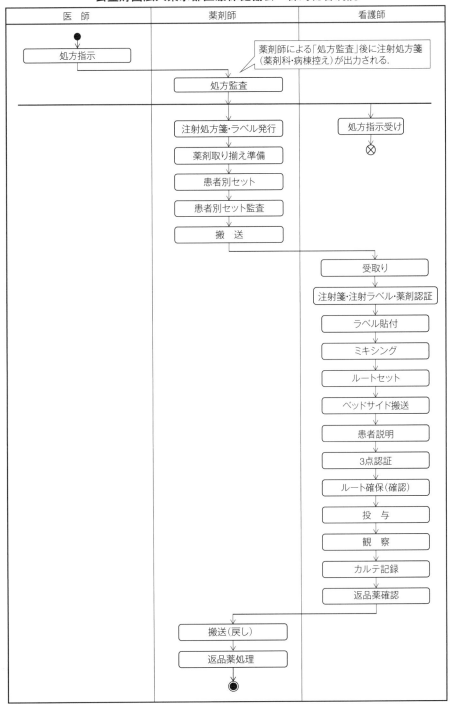

公益財団法人東京都医療保健協会　練馬総合病院

医 師	薬剤師	看護師

処方指示

薬剤師による「処方監査」後に注射処方箋
(薬剤科・病棟控え)が出力される.

処方監査

注射処方箋・ラベル発行

処方指示受け

薬剤取り揃え準備

患者別セット

患者別セット監査

搬　送

受取り

注射箋・注射ラベル・薬剤認証

ラベル貼付

ミキシング

ルートセット

ベッドサイド搬送

患者説明

3点認証

ルート確保(確認)

投　与

観　察

カルテ記録

返品薬確認

搬送(戻し)

返品薬処理

図 **12.2**　定時注射薬フロー（麻薬・抗がん剤・特殊製剤以外）

FMEA の
再構築

13. FMEA の問題点

　FM の影響の発生確率（B′）の概念の導入は，当初からの懸案であり，近年の研修会では導入していた．第4版改訂を契機に，一般化して，第Ⅱ編 9.7(3) で解説し，FMEA ワークシートも必要な場所にはすべて B′ を追記した．

　宇宙開発，製造業で開発・展開した FMEA は，一般的に FM の原因と是正処置（対策）の欄があるが，演習に不都合があるため削除した（第Ⅱ編 9.4 で記述）．

　また，FMEA（危険度算出）の後工程の原因究明，対策立案，実施，検証まで解説すると，紙幅を要するだけではなく，読者や受講者に理解していただくのは困難である．したがって，第Ⅲ編 FMEA の再構築の 16. として，新たに整理して提案した．

14. 故障モード・影響解析（FMEA 及び FMECA）

　JIS C 5750-4-3:2021（IEC 60812:2018）[ディペンダビリティマネジメント—第4-3部：システム信頼性のための解析技法—故障モード・影響解析（FMEA 及び FMECA）[Dependability management—Part 4-3 : Analysis techniques for system reliability—Failure modes and effects analysis（FMEA and FMECA）[1]] では，適用範囲で，"この規格は，故障モード・影響解析（FMEA）を，故障モード・影響及び致命度解析（FMECA）も含めて，どのように計画，実施，文書化及び維持するかについて規定する．故障モード・影響解析（FMEA）の目的は，アイテム又はプロセスがどのように自らの機能を喪失し得るかを，必要とされる処置が特定できるように確立することである"と記述している．

　FMEA ワークシートとは別に，致命度をマトリックスで評価する方法も提示している（表14.1）．

　影響の発生確率（筆者らの B′）を5段階，厳しさ（筆者らの B）を4段階で評価し，致命度を4段階（区分・カテゴリー）で評価している．致命度なので，FM の発生頻度（A）と検知難易度（C）は考慮していない．

---

[1]　Failure modes and effects analysis と mode も effect も複数である理由は，単位業務には複数の FM があり，また，FM それぞれに複数の影響が発生するからである．しかし，両者を複数にすることは間違いではないが，重要な FM に関する影響を評価することになるので，一般には，FM は単数，effect を複数とし，重要な影響を評価する．

表14.1　定性的致命度マトリックスの例（JIS C 5750-4-3:2021 図 B.1）

故障の影響の発生度		厳しさのレベル			
		破局的	重大	軽微	重要でない
	頻繁に起こる	X	X	1	2
	起こり得る	X	X	1	2
	時々起こる	X	X	1	2
	低い	X	1	1	2
	起こり得ない	1	2	2	3

注記1　四つのレベルの知名度分類の例
　　　カテゴリーX：受容できない
　　　カテゴリー1：望ましくない
　　　カテゴリー2：受容できる
　　　カテゴリー3：無視できる

15.　米国品質学会（ASQ）および The Joint Commission（JC）の FMEA の例

　米国品質学会（ASQ：American Society for Quality）および The Joint Commission（JC）ともに，RPN（危険優先度，筆者等は危険度と訳す．）の検討中に，FM の原因，対策，致命度を検討する．筆者は，危険度検討後に，分離して原因・対策を検討すべきと考える．16. で提示する．

15.1　米国品質学会（ASQ）の FMEA の例

　手順に評価基準を以下のとおり記述している．

　それぞれの影響がどの程度深刻であるかを判断する．これは重大度評価(S)（本書では表 15.1 ④）である．重大度を 10 段階で評価する．1 は軽微で，10 は致命的である．故障モードが複数の影響を与える場合は，その故障モードの最も高い重大度評価のみを FMEA 表に書き込む．

　原因ごとに，発生率，つまり O（本書では表 15.1 ⑤）を決定する．この評価は，スコープの存続期間中にその理由で障害が発生する確率を推定する．発生確率を 10 段階で評価し，1 は非常に起こりそうもなく，10 は避けられない．FMEA 表に，原因ごとの発生率を記述する．

　各制御について，検出評価，つまり D（本書では表 15.1 ⑧）を決定する．この評価は，原因またはその故障モードが発生した後，顧客が影響を受ける前に制御がどれだけうまく検出できるか推定する．検出難易度を 10 段階で評価する．1 は制御が確実に問題を検出することを意味し，10 は制御が確実に問題を検出しない（または制御が存在しない）ことを意味する．FMEA 表に，各原因の検出評価を記述する．

　多くの業界では任意："この故障モードは重要な特性に関連しているか？" と尋ねる．重要な特性とは，安全性または政府規制への準拠を反映し，特別な管理が必要な測定値または指標である．"分類" の列には，特別な管理が必要かどうかを示す Y または N を表示する．

　各要素は 10 段階評価[2]で，重大な特性の重大度は 9 または 10，発生および検出の評価は 3

---

[2]　ASQ の論文の中には，5 段階評価もあるが，多くは，10 段階評価を用いている．

以上である．

筆者は，本文で述べたように 10 段階は意味がなく，5 段階評価で十分と考える．

ASQ の銀行の ATM システムの FMEA 例の表では，①機能から⑱致命度とつながり，⑩致命度までの欄を埋めている（表 15.1）．

他例と同様に，⑤起き得る不具合の原因，⑦工程制御，⑪要請される対応の欄がある（筆者は賛成しない．）．

発生頻度は，一般に，FM の発生頻度を指すが，本例では⑤起き得る不具合の原因の発生頻度を指す．すなわち，影響の発生度（確率）を意味する．また，通常の FMEA では致命度の欄がないが，本例では，④重度と⑥（影響の）発生頻度の積を⑩致命度としている．

一般に，RPN は FM の発生頻度と重度と検知難易度の積であるが，本例では，⑥発生頻度を，危険度の計算では FM の発生頻度として，致命度の計算では影響の発生頻度（確率）として両方に用いている．このような論理矛盾は他に例を見ない．

表 15.1 銀行 ATM システムの FMEA 例

①	②	③	④	⑤	⑥	⑦	⑧	⑨	⑩	⑪	⑫	対応結果					
												⑬	⑭	⑮	⑯	⑰	⑱
機能	起き得る不具合様式	不具合によって起き得る影響	重度	起き得る不具合の原因	発生頻度	工程制御	検知難易度	危険度	致命度	要請される対応	責任と目標完了日	対応	重度	発生頻度	検知難易度	危険度	致命度
顧客への現金払い出し	現金が不足	顧客不満足	8	現金不足	5	内部現金不足警告	5	200	40								
		要求払預金の不良		機械停止	3	内部停止警告	10	240	24								
	現金過剰	銀行の損失	6	紙幣を一緒に装填する	2	装填手順変更	7	84	12								
				間違ったトレイに装填	3	2 名で確認	4	72	18								

［出典：https://asq.org/quality-resources/fmea，品質について学ぶ　故障モードと影響分析（FMEA），図 1，一部を省略，列番号は筆者追加］

15.2　The Joint Commission（JC）の HFMEA の例

The Joint Commission の HFMEA ワークシートも，同様に原因と対策の欄がある（表 15.2）．手順 4 危険度分析，手順 5 対策と結果とその評価とを明確に区分しているように見えるが，実態は，危険度分析の中で，③起き得る不具合の原因と⑧有効な対策はあるかを検討している．また，⑦唯一の致命的弱点か，と致命度を検討している．

表 15.2 The Joint Commission の HFMEA 例

①	②	③	④	⑤	⑥	⑦	⑧	⑨	⑩	⑪	⑫	⑬	⑭	⑮
			手順 4　危険度分析							手順 5　対策決定とその評価				
不具合様式		起き得る不具合の原因	評価			決定木分析				対策の種類	対策または分析中止理由	対策結果の評価法	責任者	管理者承認
番号	不具合様式		重症度	発生頻度	評点	唯一の致命的弱点か	有効な対策はあるか	検知難易度	次の手順に進むか					

［出典：https://www.patientsafety.va.gov/docs/hfmea/FMEAblkwsheet.xls，列番号は筆者追加］

16．FMEA の段階的実施法の提案
——危険度についで対策可能性を検討する未然防止

　FMEA は危険度を算出するまでであり，その後の作業がある．また，FMEA ワークシートに原因と是正措置の欄があると，FMEA を適切に実施できないことを指摘した（6.2 参照）．

　筆者以外の多く（ASQ，JC 等）は，危険度を算出する前，あるいは並行して，不具合の原因，工程制御，対応を検討している．これに対応するために，"FMEA の段階的実施法"を提案するものである．

　筆者は，FMEA を 3 段階に分けて実施することを考案した．すなわち，①従来の危険度を算出するまでを未然防止 I・FMEA I とし，②危険度の高い順に，FM の要因（原因）を分析し，③その要因に対する是正措置検討までを未然防止 II・FMEA II とする方法である．明確に 3 段階に分けることにより，論理の整合も図れる．

16.1　未然防止 I・FMEA I

　未然防止 I・FMEA I は従来と同様である［表 16.2 左側（132 ページ）］．

16.2　FM の要因分析

　危険度の高い順に FM の要因を分析する．

　要因分析には，特性要因図を用いることを推奨する．漏れなく，重要かつ多様な要因を抽出できるからである．詳細は，『シリーズ医療安全確保の考え方と手法 4　特性要因図作成の基礎知識と活用事例［演習問題付き］』参照．他施設の事例があれば，根本原因分析（RCA）を用いることもできる．

　適切に要因（原因）を分析しない限り，次の，未然防止 II・FMEA II をする意味がない．未然防止 I・FMEA I の段階で，要因（原因）を分析することと変わらない．

16.3　未然防止 II・FMEA II

　未然防止 II・FMEA II は，FMEA I で危険度を算出後，危険度の高い順に対応可能性（D）を検討する（表 16.1，表 16.2 右側）．すなわち，以下の順で実施する．
　　①　FM の発生を抑制する可能性（D1）
　　②　FM による影響の発生を抑制する可能性（D2）
　　③　FM による影響度を縮減する可能性（D3）
　　④　対策検討後の危険度算出
　　　　対策検討後の危険度＝危険度（A×B×B′×C）×（D1×D2×D3）

表 16.1　対応検討後の危険度　未然防止Ⅱ・FMEAⅡの考え方

FM が発生する可能性（A）			
有			無
FM の発生を抑制する可能性（D1）			
有		無または 想定外	
全部抑制（範囲・程度）	一部抑制（範囲・程度）		
FM の影響の発生を抑制する可能性（D2）			
有		無または 想定外	
全部抑制（範囲・程度）	一部抑制（範囲・程度）		
FM による影響度を縮減する可能性（D3）			
有		無または 想定外	
全部縮減（範囲・程度）	一部縮減（範囲・程度）		

対応可能性　D＝A×D1×D2×D3
対応検討後の危険度＝（A×B×B′×C）×（D1×D2×D3）

ここまでが，FMEA（未然防止Ⅰ・FMEAⅠ，未然防止Ⅱ・FMEAⅡ）である．

後工程として，具体策を以下の順に，PDCA サイクルに沿って検討する（表 16.2 下側）．

① 　対応すべき FM 抽出

② 　対策立案

③ 　対策実施

④ 　評　価

⑤ 　標準化

16.4　対策検討後の危険度と対策実施優先度の関係

対策実施は，単に対策検討後の危険度の高い順ではなく，対策の有効性・費用・実施容易性を考慮しなければならない．それが，対策実施優先度（SPN：Solution Priority Number）である（表 16.2 下側）．

対策実施優先度＝対策検討後の危険度×有効性×費用×実施容易性

である．

各 FM に対する対策の有効性・費用・実施容易性を具体的に検討し判断することは容易ではない．

表 16.2　段階的 FMEA 実施法

危険度（FMEA I）から対策可能性検討（FMEA II）の未然防止法

① 未然防止 I　FMEA I（危険度を出すまで）
② 要因分析
③ 未然防止 II　FMEA II（対策検討まで）

① 未然防止 I（危険度を出すまで）FMEA I　患者への影響の重大性を考慮した FMEA 点数基準評価表

② 要因分析：危険度の高い順に FM の要因を分析する

③ 未然防止 II　分析結果（危険度の高い順に基づいて、対応を検討する FMEA 点数基準評価表）

点数	発生頻度（A）発生様式（FM）の発生頻度	影響度（B）FM が発生した場合の患者への影響の重大性	B'（頻度）FM が発生した場合の患者への影響の発生頻度	検知難易度（C）FM の発生を検知できる可能性	D1（FM の発生を抑制できる可能性）	D2（FM による影響を抑制できる可能性）	D3（FM による影響は極めて縮減できる可能性）
5 点	極めて高い頻度で発生する（1 回/週程度）	16 点：極めて重大な影響がある 注1	極めて高い確率で発生する 0.2^{-1}（1 回/数回程度）	難易度は極めて高い（発見不可能）	高い（抑制不可能）	難易度は極めて高い（抑制不可能）	難易度は高い（縮減不可能）
4 点	かなり高い頻度で発生する（1 回/月程度）	8 点：かなり重大な影響がある 注2	かなり高い確率で発生する 10^{-1}（1 回/10 回以上）	難易度はかなり高い（めったに発見できない）	難易度はかなり高い（めったに抑制できない）	難易度はかなり高い（めったに抑制できない）	難易度はかなり高い（めったに縮減できない）
3 点	時々発生する（数回/年程度）	4 点：どちらかといえば重大な影響がある 注3	時々発生する 10^{-2}（1 回/100 回程度）	難易度はどちらかといえば高い（時々発見できる/時々発見できない）	難易度はどちらかといえば高い（時々抑制できる/時々抑制できない）	難易度はどちらかといえば高い（時々抑制できる/時々抑制できない）	難易度はどちらかといえば高い（時々縮減できる/時々縮減できない）
2 点	めったに発生しない（1 回/2～5 年程度）	2 点：どちらかといえば重大でない影響がある 注4	めったに発生しない 10^{-3}（1 回/1000 回程度）	難易度はどちらかといえば低い（かなり高い確率で発見できる）	難易度はどちらかといえば低い（かなり高い確率で抑制できる）	難易度はどちらかといえば低い（かなり高い確率で抑制できる）	難易度はどちらかといえば低い（かなり高い確率で縮減できる）
1 点	ほとんど発生しない（1 回/5 年以上程度）	1 点：影響はない/ほとんどない	ほとんど発生しない 10^{-4}（1 回/10000 回程度）	難易度はかなり低い（極めて高い確率で発見できる）	難易度はかなり低い（極めて高い確率で抑制できる）	難易度はかなり低い（極めて高い確率で抑制できる）	難易度はかなり低い（極めて高い確率で縮減できる）

危険度：$A \times B \times C$　$B' \times C$

真の危険度：$(A \times B \times B' \times C) \times (D1 \times D2 \times D3)$

注1　死亡に至る/身体機能の永続的損失が生じる
注2　身体機能の永続的な障害が生じる/後遺症が残る/大幅な治療計画の遅れが生じる
注3　後遺症が残らない、軽微な治療計画の遅れが生じる/バイタルサインの変化など軽度の症状が現れる
注4　簡単な処置・治療を要する程度

PDCA サイクル
P　P
　　D
C　A

具体策検討
① 対策すべき FM 抽出
② 対策立案
③ 対策実施
④ 評価
⑤ 標準化

実施は対策検討後の危険度と対策実施優先度 SPN（有効性・費用・実施容易性）を考慮する

SPN: Solution Priority Number　直訳は対策実施優先度
＝有効性 × 費用 × 実施容易性
3～1　　1～3　　3～1
各要素 3 点満点評価
SPN＝1～27

参 考 文 献

●質
1) 飯田修平(2002)：質管理原論，保健医療科学，Vol.51, No.4, pp.245–250，国立保健医療科学院
2) 飯田修平・飯塚悦功・棟近雅彦監修(2005)：医療の質用語事典，日本規格協会
3) 飯田修平・西村昭男編著(2005)：原点から考え直す医療―医療の質・医療経営の質を考える，品質月間テキスト，339，品質月間委員会（事務局：日本科学技術連盟・日本規格協会）
4) 飯田修平編著(2011)：病院早わかり読本（第4版），医学書院
5) 日本品質管理学会編(2009)：新版品質保証ガイドブック，第IV部28章，日科技連出版社
6) 飯田修平・長谷川友紀監訳(2014)：医療ITと安全（Health IT and Patient Safety）日本評論社

●総合的質経営（TQM）・業務革新
7) 飯田修平(2002)：医療から学ぶ総合的質経営―医療の質向上活動（MQI）の実践，品質月間テキスト，312，品質月間委員会（事務局：日本科学技術連盟・日本規格協会）
8) 飯田修平(1999)：練馬総合病院におけるTQMの導入とその考え方―経営戦略としての医療の質向上活動（Medical Quality Improvement：MQI），品質管理，Vol.50, No.5，日本科学技術連盟
9) 飯田修平(2000)：練馬総合病院におけるTQMの考え方と実践―経営戦略としての医療の質向上活動（Medical Quality Improvement: MQI），品質管理，Vol.51, No.5，日本科学技術連盟
10) 飯田修平(2001)：練馬総合病院における総合的「質」経営の試み―医療の質向上活動（MQI：Medical Quality Improvement）の実践，病院，Vol.60, No.6，医学書院
11) 飯田修平(2003)：医療における総合的質経営―練馬総合病院組織革新への挑戦，日科技連出版社
12) 飯田修平・田村誠・丸木一成編著(2005)：医療の質向上への革新―先進6病院の事例研究から，日科技連出版社
13) 飯田修平・成松亮編著(2005)：電子カルテと業務革新―医療情報システム構築における業務フローモデルの活用，篠原出版新社
14) 飯田修平(2006)：総合的質経営における改善活動の意義―医療の質向上活動（MQI）の実践，病院経営，No.348, 2006年8月合併号，pp.1–8，産労総合研究所
15) 飯田修平(2012)：医療のTQMハンドブック　運用・推進編　質重視の病院経営の実践，日本規格協会
16) 飯田修平・永井庸次編著(2012)：医療のTQM七つ道具，日本規格協会

●安全管理
17) 飯田修平(2000)：未然防止は，柔軟に対応できる職員の養成にある，品質，Vol.30, No.3，日本品質管理学会
18) 飯田修平編(2023)：医療安全管理者必携　医療安全管理テキスト［第5版］，日本規格協会
19) 高橋礼子(2004)：院内暴力にどう対処するか―練馬総合病院における院内暴力・暴言に対する取り組み，看護管理，Vol.14, No.12, pp.994–1001，医学書院
20) 佐伯みか・山崎勝巳・大良智穂・上杉宇多子・飯田修平(2006)：練馬総合病院のMQI活動事例―安全確保の取り組み，病院経営，No.348, 2006年8月合併号，pp.9–14，産労総合研究所
21) 飯田修平編著(2013)：院内医療事故調査の指針　メディカ出版

●質管理・信頼性手法
22) 小野寺勝重(2006)：FMEA手法と実践事例，日科技連出版社
23) 鈴木順二郎・牧野鉄治・石坂茂樹(1982)：FMEA・FTA実施法，日科技連出版社

24) 飯田修平(2002)：医療の質向上活動（MQI）における FMEA の適用，日病薬誌，Vol.38, No.7, pp.829–834，日本病院薬剤師会

25) 鄭敬勲・飯塚悦功(1997)：「連想」および「階層」概念の導入による効果的な故障モード予測，品質，Vol.27, No.4, pp.84–116，日本品質管理学会

26) 中條武志・久米均(1985)：作業のフールプルーフ化に関する研究—製造作業における予測的フールプルーフ化の方法，品質，Vol.15, No.1, pp.41–50，日本品質管理学会

27) 金内幸子(2002)：投薬における事故の未然防止活動—信頼性手法を用いたセイフティマネジメント，クオリティマネジメント，Vol.53, No.8, pp.53–57，日本科学技術連盟

28) 金内幸子・南郷周児・山口博子・笹嶋由美(2002)：医療の質向上（MQI）活動における抗がん剤事故の未然防止—信頼性手法を用いたセーフティマネジメント，看護技術，Vol.48, No.13, pp.100–105，メヂカルフレンド社

29) 遊佐洋子・川崎多恵子・若松恵子・岩崎円・飯田修平(2003)：FTA 手法を用いた患者誤認防止の取組み—患者誤認の仕組みを再構築する，クオリティマネジメント，Vol.54, No.2, pp.54–58，日本科学技術連盟

30) 飯田修平・柳川達生(2011)：シリーズ医療安全確保の考え方と手法 1　RCA の基礎知識と活用事例［第 2 版］［演習問題付き］，日本規格協会

31) 鈴木佳寿子・柳川達生・飯田修平(2003)：練馬総合病院の医療安全システムの構築—インシデント報告から RCA の実践事例，医療経営最前線　経営実践編，No.274, pp.64–72，産労総合研究所

32) 鈴木佳寿子・金内幸子・高橋由紀・鈴村麻衣子・大山由紀子・柳川達生(2004)：リスクマネジメント—院内での薬剤師の活動 (24)　医療安全対策への RCA の導入と薬剤科の取り組み—インシデント報告の活用，医薬ジャーナル，Vol.40, No.3, pp.1006–1011，医薬ジャーナル社

33) 柳川達生(2002)：事故分析改善システムと RCA（Root Cause Analysis）手法，保健医療科学，Vol.51, No.1, pp.142–149，国立保健医療科学院

34) Veterans Health Administration (VHA) National Patient Safety Handbook (2002): Department of Veterans Affairs, Veterans Health Administration, Washington DC

35) VA National Center for Patient Safety（NCPS）のウェブサイト：
https://www.patientsafety.gov/professionals/onthejob/hfmea.asp
　　…HFMEA (The Healthcare Failure Mode and Effect Analysis) が公開されている．

36) 飯田修平編著(2013)：医療信頼性工学，日本規格協会

37) 飯田修平・成松亮編著(2005)：電子カルテと業務革新—医療情報システム構築における業務フローモデルの活用—，篠原出版新社

38) 飯田修平・成松亮編著(2017)：業務フローモデルを用いた薬剤業務の質保証，篠原出版新社

39) 大津亘(2009)：中小企業に役立つ FMEA 実践ガイド，日本規格協会

40) IEC 60812:2006　Analysis techniques for system reliability － Procedure for failure mode and effects analysis（FMEA）［システム信頼性の解析技法—故障モード影響解析（FMEA）の手順］

41) IEC 60812:2018　Failure modes and effects analysis（FMEA and FMECA）

42) JIS Z 8115:2019　ディペンダビリティ（信頼性）用語

●報告書

43) 柳川達生・佐伯みか・飯田修平(2005)：「医療安全管理者」の標準的な養成及び活動方法の確立に関する研究「米国の退役軍人病院主催の医療安全講習とわが国の方法・内容との相違の比較検討」に関する研究：医療安全管理者の標準的な養成及び活動方法の確立に関する研究　平成 16 年度総括・分担研究報告書，pp.20–25

44) 柳川達生・長谷川友紀・城川美佳・石川雅彦(2005)：レジデントへの患者安全カリキュラム—Veterans Affairs National Center for Patient Safety 主催講習会参加報告「コア・コンペテンシーに基づいた医療安全教育についての研究」（16- 医療 -038）平成 16 年度総括研究報告書，

pp.9–13

45) 飯田修平・柳川達生・佐伯みか(2004)：「医療安全管理者」の標準的な養成及び活動方法の確立に関する研究　豪州・米国の医療安全管理の実態に関する研究報告　医療安全管理者の標準的な養成及び活動方法の確立に関する研究　平成 15 年度総合研究報告書，pp.247–258

46) 飯田修平：厚生労働科学研究費　研究補助金　研究事業　医療技術評価総合研究事業「電子カルテ導入における標準的な業務フローモデルに関する研究」主任研究者，平成 15–16 年度

47) 飯田修平：厚生労働科学研究費　研究補助金　医療安全・医療技術総合評価研究事業医療技術評価総合研究事業「医療情報システムを基盤とした業務フローモデルによる医療の質と安全性の評価に関する研究」主任研究者，平成 17–18 年度

48) 飯田修平：厚生労働科学研究費　研究補助金　研究事業　医療技術評価総合研究事業「医療 IT 化による医療の安全性と質の改善の評価に関する研究」分担研究者，平成 17–18 年度

49) 飯田修平：厚生労働科学研究費　研究補助金　研究事業　医療技術評価総合研究事業「医療事故発生後の医療機関の対応と紛争解決に関する研究」分担研究者，平成 17 年度

50) 飯田修平：厚生労働科学研究費　研究補助金　研究事業　医療技術評価総合研究事業「手術室における多職種間の連携を担保する業務プロセスの再構築によるリスク軽減と評価方法の確立と質保証に基づく安全確保に関する研究」主任研究者，平成 21–22 年度

索　引

138

FMEA 指導者・協力者一覧

練馬総合病院 FMEA 指導者

飯田　修平*　　公益財団法人東京都医療保健協会　情報・質管理部　部長
　　　　　　　　医療の質向上研究所　研究員
　　　　　　　　練馬総合病院　名誉院長

金内　幸子*　　公益財団法人東京都医療保健協会　練馬総合病院　医療マネジメント室室長

医療安全管理者養成講習会　FMEA 演習指導者・協力者

飯田　修平*　　公益財団法人東京都医療保健協会　情報・質管理部　部長
　　　　　　　　医療の質向上研究所　研究員
　　　　　　　　練馬総合病院　名誉院長

金内　幸子*　　公益財団法人東京都医療保健協会　練馬総合病院　医療マネジメント室室長

小谷野圭子　　公益財団法人東京都医療保健協会　医療の質向上研究所　研究員
　　　　　　　　練馬総合病院　質保証室室長

安藤　敦子　　公益財団法人東京都医療保健協会　練馬総合病院　医療安全管理室専従看護師長

長谷川友紀　　東邦大学医学部社会医学講座　教授

藤田　茂　　東邦大学医学部　准教授
　　　　　　　東邦大学医療センター大森病院　医療安全管理部　副部長

森山　洋　　社会医療法人恵和会帯広中央病院　事務長

渡邉　幸子　　医療法人社団哺育会白岡中央総合病院　医療安全管理課長（薬剤師）

（*印は本書執筆者）

シリーズ　医療安全確保の考え方と手法 2
FMEA の基礎知識と活用事例［第 4 版］［演習問題付き］

2007 年 7 月 20 日	第 1 版第 1 刷発行
2010 年 7 月 1 日	第 2 版第 1 刷発行
2014 年 7 月 14 日	第 3 版第 1 刷発行
2024 年 4 月 12 日	第 4 版第 1 刷発行

編 著 者　飯田　修平

著　　者　金内　幸子

発 行 者　朝日　弘

発 行 所　一般財団法人 **日本規格協会**

〒 108-0073　東京都港区三田 3 丁目 13-12 三田 MT ビル
https://www.jsa.or.jp/
振替　00160-2-195146

製　　作　日本規格協会ソリューションズ株式会社
印 刷 所　日本ハイコム株式会社

● 当会発行図書，海外規格のお求めは，下記をご利用ください．
　JSA Webdesk（オンライン注文）: https://webdesk.jsa.or.jp/
　電話：050-1742-6256　E-mail：csd@jsa.or.jp

医療の TQM ハンドブック
運用・推進編
質重視の病院経営の実践

飯塚悦功・飯田修平　監修
医療の TQM ハンドブック編集委員会　編
飯田修平　著

B5 判・248 ページ
定価 4,620 円（本体 4,200 円＋税 10%）

医療の質向上に有効な総合的質経営（TQM）の集大成
・工学分野で培われた TQM のノウハウを医療分野に導入
・医療組織における TQM 実践のための運用・推進方法を実例で紹介

日 本 規 格 協 会　　　　https://webdesk.jsa.or.jp/

医療の TQM 七つ道具

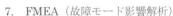

飯田修平・永井庸次　編著

B5 判・184 ページ

定価 2,640 円（本体 2,400 円＋税 10％）

医療と TQM の専門家による研究成果
医療の安全確保，質向上に有効な TQM ツールを収録

・医療現場での実例を豊富に収録
・実践的，具体的な解説により，すぐわかる！すぐ使える！

●主 要 目 次●

第Ⅰ編　総論
1. TQM（総合的質経営）の導入
2. 医療の TQM 七つ道具（医療ＱＣ 七つ道具）
3. 医療の TQM 七つ道具の検討の経緯
4. 医療の TQM 七つ道具の概要
5. 今後の課題
第Ⅱ編　各論
6. 業務工程図

7. FMEA（故障モード影響解析）
8. RCA（根本原因分析）
9. QFD（品質機能展開）
10. 対策発想チェックリスト
11. 対策分析表（メリット・デメリット分析表）
12. MIBM（まぁ，いいか防止メソッド）
13. 医療機関における質向上活動（MQI）推進者の育成

医療信頼性工学

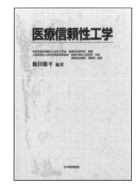

飯田修平　編著

A5 判・184 ページ

定価 2,310 円（本体 2,100 円＋税 10％）

医療に信頼性工学の観点を！
・医療信頼性工学の確立を目指して，
　4 年間の検討結果と医療界における実践の成果をまとめた 1 冊
・医療の質向上に活かせる信頼性工学の基本ツールをくわしく解説

●主 要 目 次●

第 1 章　医療信頼性工学序論
　　　　　—医療の安全確保を目指して—
第 2 章　ヒューマンファクター
第 3 章　m-SHEL モデル
第 4 章　バリエーションツリー分析（Variation Tree Analysis：VTA）
第 5 章　m-SHEL モデルの分析事例

第 6 章　故障モード影響解析（Failure Mode and Effects Analysis：FMEA）
第 7 章　ランクマトリクス法と医療システムへの適用
第 8 章　根本原因分析法（Root Cause Analysis：RCA）
第 9 章　信頼性と安全性
第 10 章　まとめ

日 本 規 格 協 会　　　　　　　　　https://webdesk.jsa.or.jp/

医療安全管理者必携
医療安全管理テキスト [第5版]

飯田修平　編

B5判・326ページ
定価 4,400 円（本体 4,000 円＋税 10%）

医療安全管理者に必須の基礎知識（理論・実践）を完全網羅
・「医療安全管理者養成課程講習会」テキストとして
　医療安全管理者に定評ある書の第5版
・医工連携によって誕生した価値ある書

日 本 規 格 協 会

https://webdesk.jsa.or.jp/